U0138302

濒湖脉学

明·李时珍 原著

杨金萍 点校

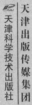

天津出版传媒集团

天津科学技术出版社

图书在版编目（CIP）数据

濒湖脉学 /（明）李时珍原著；杨金萍点校. -- 2
版. -- 天津：天津科学技术出版社，2005（2023.6 重印）
（实用中医古籍丛书）
ISBN 978-7-5308-2549-5

I. ①濒… II. ①李…②杨… III. ①脉学 IV.
① R241.1

中国版本图书馆 CIP 数据核字（2005）第 017936 号

濒湖脉学
BINHU MAIXUE
责任编辑：胡艳杰　马妍吉

出　　版：天津出版传媒集团
　　　　　天津科学技术出版社
地　　址：天津市西康路 35 号
邮　　编：300051
电　　话：（022）23332695
网　　址：www.tjkjcbs.com.cn
发　　行：新华书店经销
印　　刷：天津印艺通制版印刷股份有限公司

开本 787×1092　1/32　印张 4　字数 49 000
2023 年 6 月第 2 版第 12 次印刷
定价：26.00 元

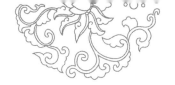

内容提要

《濒湖脉学》为明代著名医药学家李时珍撰著。李时珍,字东璧,晚年自号濒湖山人,湖北蕲春县蕲州人。幼时聪明好学,从父学医,声名大振,曾被聘为楚王奉祠正,著有《本草纲目》《濒湖脉学》等书。

《濒湖脉学》是李时珍撷取《内经》《脉经》等诸书精华,结合自己的经验撰著而成。总为一卷,内容分两部分:一是阐述了27种脉象的脉形特点、辨别方法及主治病证,二是引录了其父李言闻阐述脉学理论的《四言举要》。由于该书以歌诀形式写成,简明易懂,朗朗上口,便于记诵,故深受历代医家的欢迎,成为初学脉学的必读之书。

本书初刊于明·嘉靖四十三年甲子(1564年),流传甚广,历朝皆有刊刻。本次整理乃以明·万历三十一年癸卯

（1603年）张鼎思重刻明嘉靖本为底本，并参考后世多种刊本精心校注而成，其目的是为广大读者提供一本易于习览的脉学读物。

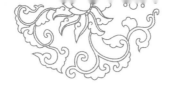

点校说明

《濒湖脉学》为明代著名医药学家李时珍撰著。李时珍,字东璧,晚年自号濒湖山人,湖北蕲春县蕲州镇人。约生于公元 1518 年,卒于公元 1593 年。祖父为铃医,父亲李言闻为当地名医。时珍幼时身体羸弱,曾随父诊病抄方,后拜进士顾日岩为师,聪颖好学, 14 岁中秀才,因屡乡试不第,遂弃仕途,从父学医,因其刻苦钻研,吸收众长,勤于临证,不久声名大振,曾被聘为楚王奉祠正,后又被举荐至北京太医院做院判。然不久辞归,耿耿致力于医药事业的研究。

李时珍一生著述甚丰,其最大的贡献是在药物学和脉学方面。他在行医过程中，发现古本草著作中多有舛谬和遗漏，于是立志重新考纂，他"搜罗百氏，访采四方"，用了近30年的时间，参考800余种古代文献，"稿凡三易"，而著成《本草纲要》52卷。在脉学方面，时珍鉴于高阳生《脉决》谬误太多，乃撷取《内经》《脉经》、戴同父《脉诀刊误》及其父李言闻《四诊发明》等书精华，结合自己行医心得，撰成《濒湖脉学》一卷。此外，时珍尚著有《奇经八脉考》《脉诀考证》各一卷。

《濒湖脉学》内容主要分为两部分：一是结合前人经验，总结出27种脉象，并以歌诀形式对每种脉象的形态、鉴别及主治病证进行了阐述。二是全面引录了其父李言闻据宋·崔嘉彦《四言脉诀》删补写成的《四言举要》，其内容主要是介绍脉学理论，以第一部分所论脉象彼此发明。由于本书以歌诀形式写成，简明易懂，朗朗上口，便于记诵，故受到历代医家的欢迎，成为初学中医的必读之书。

《濒湖脉学》初刊于明·嘉靖四十三年甲子（1564年），与《奇经八脉考》《脉诀考证》合刊。此书流传甚广，历朝皆有刊刻。本次整理，乃以明·万历三十一年癸卯（1603年）张鼎思重刻嘉靖本为底本，该本写刻精细，卷帙完备，错误较少，有很高的文献价值。对校本有：清·四库全书本（简称四库本）；清·光绪乙酉合肥范锡尧参校本（简称光绪本）；上海中医书局本（简称书局本）；人民卫生出版社1956年铅印本（简称人卫本）。他校则以本书所引著作之通行本为校本。

本书的整理，主要采用了以下方法。

一、采用简体横排，并以现代标点符号对原书进行重新句读。

二、将原书次序重新调整，把原书介绍脉学理论的第二部分"四言举要"移于 27 脉之前，作为第一部分；把原书第一部分 27 种脉象移于"四言举要"之后，作为第二部分，并另加标题"七言脉诀"以别之。

三、"四言举要"原不分段，今据原书文义重新分段，并于每段前各新增小标题。

四、原书无目录，不便查阅，今据正文标题予以增补。

五、对生僻字词进行注释，对原书正文进行语译，以帮助读者了解本书内容。

六、校勘方面，凡底本因写刻致误的明显错字及俗字，予以径改，不出校。凡底本与校本互异，显系底本误脱衍倒者，予以改正，并出校注明据改之版本、著作或理由；若难以判定是非者，不改动原文，只出校注明校本作某，或提出某种倾向性意见；若显系校本讹误者，则不出校。凡底本与校本虽同，但仍怀疑原文有误者，不改正原文，只出校说明当作某字。

七、对本书常用的部分通假字、异体字、古今字，具体处理如下："畜"作"积蓄"用时，皆以"蓄"律之；"奐"作"软弱"用时，以"软"律之；"子"作"仔细"用时，以"仔"律之；王，作"旺盛"用时，以"旺"律之等。以上均不出校。

八、为帮助读者了解历代医家对脉学的认识，本书末附李时珍《脉诀考证》一卷。

在本书的校注过程中，得到了我的博士导师田代华教授的全面指导，在此特表谢意。由于校者水平有限,谬误之处,敬请赐教。

杨金萍
一九九八年五月于济南

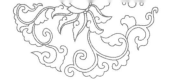

自　序

　　李时珍曰：宋有俗子，杜撰《脉诀》，鄙陋纰缪，医学习诵，以为权舆，逮臻颁白，脉理竟昧。戴同父常刊其误，先考月池翁著《四诊发明》八卷，皆精诣奥室，浅学未能窥造。珍因撮粹撷华，僭撰此书，以便习读，为脉指南。世之医、病两家，咸以脉为首务，不知脉乃四诊之末，谓之巧者尔。上士欲会其全，非备四诊不可。

　　明嘉靖甲子上元日谨书于濒湖过所

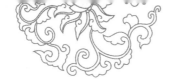

目　　录

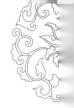

四言举要

宋南康紫虚隐君崔嘉彦希范著,明蕲州月池子李言闻子郁删补。

经脉与脉气

脉乃血派①,气血之先,血之隧道,气息应焉。

其象法地,血之府也,心之合也,皮之部也。

语译: 脉即血脉,为气血存在的先决条件,又是血液循行的通道,而与呼吸之气相应而动。经脉就像地面上分布的河流,全身的血液均汇聚于脉内,形成封闭的循环系统,它内联于心脏,外布于皮肤。

资始于肾,资生于胃,阳中之阴,本乎营卫。

营者阴血,卫者阳气,营行脉中,卫行脉外。

语译: 经脉之气始受于肾之先天,资养于脾胃后天,乃阳中之阴气,本源于营

---

① 派:原指水的分流,此处指血脉。

卫之气。营属阴血,卫属阳气,营气行于脉内,卫气行于脉外。

脉不自行,随气而至,气动脉应,阴阳之谊[①]。

气如橐籥,血如波澜,血脉气息,上下循环。

语译:脉中之血不能自动运行,必须靠气的推动而布达全身,正因为气推动着血脉运行,人体才维持着阴阳的相对平衡。其中,气如风箱之鼓动,血似江水之波澜,气血沿着脉道上下往返,流行不止而循环无端。

十二经中,皆有动脉,惟手太阴,寸口取决。

此经属肺,上系吭嗌,脉之大会,息之出入。

语译:全身十二正经之中,都有动脉应手的部位,而只有手太阴脉循行于寸口,成为诊脉决病的重要部位。因为手太阴经属于肺脏,上连喉咙,肺为诸脉汇聚之所,喉为呼吸出入的道路,故随着人的呼吸运动,经脉气血不断运行全身。

一呼一吸,四至为息,日夜一万,三千五百。

一呼一吸,脉行六寸,日夜八百,十丈为准。

① 谊:人卫本作"义"。

语译：人的一呼一吸谓之一息，在正常情况下，一呼一吸应当脉来四次。若总起来说，常人一日一夜之间共呼吸一万三千五百息；一呼一吸之间血在脉中运行六寸，则常人一日一夜血行共八百一十丈，正好循行一周。

部位诊法

初持脉时，令仰其掌，掌后高骨，是谓关上。
关前为阳，关后为阴，阳寸阴尺，先后推寻。

语译：初诊脉时，让患者手臂平放而掌心向上，其掌后高骨叫着关部。关前为寸部，属阳；关后为尺部，属阴。医生诊脉时，先将中指按在关部，食指按在寸部，无名指按在尺部，然后前后推寻其脉，以诊脏腑之病。

心肝居左，肺脾居右，肾与命门，居两尺部。

语译：五脏气血的盛衰均可反映于寸口，其在寸口皆有一定的分部，如左手寸部应心，关部应肝；右手寸部应肺，关部应脾;肾与命门则居于两手尺部,左尺应肾,右尺应命门。

魂魄谷神,皆见寸口。左主司官,右主司府。

左大顺男,右大顺女。本命扶命,男左女右。

按语: 此节乃属古人的主观偏见,无明显的科学道理,故不释。

关前一分,人命之主。左为人迎,右为气口。

神门决断,两在关后,人无二脉,病死不愈。

男女脉同,惟尺则异,阳弱阴盛,反此病至。

语译: 关前一分属寸部,为心肺所应,故寸脉的有无关系着生命的存亡。古有人迎、气口诊脉法,认为左寸为人迎,可诊外感表证;右寸为气口,可诊内伤里证。《脉经》又有"神门"诊法,认为可以诊断肾气的盛衰,部位居于两手关后尺部,若患者此处的脉搏已无,说明肾气衰竭,根本已绝,多主危重难愈。一般而言,男子与女子的脉搏是一样的,只有尺部的脉搏稍有不同,即男子尺部脉弱,女子尺部脉盛。若男子尺脉盛,女子尺脉弱,则属于反常,而为有病的征象。

脉有七诊，日浮中沉，上下左右，消息求寻。

又有九候，举按轻重，三部浮沉，各候五动。

语译：切脉有所谓"七诊"法，即浮、中、沉及上、下、左、右七种指法，必顺仔细体察求寻。又有"九候"诊法，即寸、关、尺三部，每部又根据指力分为浮（轻取即得）、中（稍重即得）、沉（重按始得）三候，三三得九，故称九候。诊脉时，每候必顺至少诊察五次脉动，才能获取疾病的信息。

寸候胸上，关候膈下，尺候于脐，下至跟踝。

左脉候左，右脉候右，病随所在，不病者否。

语译：寸部脉可以诊察胸膈以上的病变（上焦病），关部脉可以诊察膈膜以下至脐以上的病变（中焦病），尺部脉可以诊察脐以下至跟骨之间的病变（下焦病）。左手脉可以诊察左半身的病变，右手脉可以诊察右半身的病变。全身上下左右的病变，都能在两手寸关尺相应的部位表现出脉搏的异常；若身体健康无病，则两手寸关尺的脉搏也就没有异常的变化。

五脏平脉

浮为心肺,沉为肾肝,脾胃中州,浮沉之间。
心脉之浮,浮大而散;肺脉之浮,浮涩而短。
肝脉之沉,沉而弦长;肾脉之沉,沉实而濡。
脾胃属土,脉宜和缓;命为相火,左寸[①]同断。

语译:心肺居上焦,其脉多浮;肝肾居下焦,其脉多沉;脾胃居中焦,其脉在于浮沉之间。但心肺之浮又有不同,心脉的浮象,是浮大而软散;肺的浮象,是浮涩而兼短。肝肾之沉亦有区别,肝脉的沉象,是沉长而弦劲;肾脉的沉象,是沉实而濡软。脾胃属中土,故其脉宜从容而和缓。命门属相火,故其脉与心火同居左寸。

四时脉象

春弦夏洪,秋毛冬石,四季和缓,是谓平脉。

---

① 寸:上文言"肾与命门,居两足部",此又言"命为相火,左寸同断",疑"寸"字乃"尺"字之误。

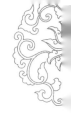

太过实强，病生于外；不及虚微，病生于内。

春得秋脉，死在金日；五脏准此，推之不失。

四时百病，胃气为本；脉贵有神，不可不审。

语译：春脉多弦长，夏脉多洪大，秋脉轻浮如毛，冬脉沉潜如石。但四季脉象均应从容和缓，才是正常的脉象。若脉象太过而劲强，主病生于外感；若脉象不及而虚微，主病生于内伤。春脉当弦，若反得秋之毛脉，此为肺金克乘肝木，多主病重而死于金旺之日；五脏脉象均可以此类推，自当不会诊断失误。同时，四时所患的各种疾病，无论表现为何种脉象，又当以和缓有力即有胃气为根本。脉有胃气谓之有神，此脉之所贵，不能不仔细审察。

辨脉提纲

调停自气，呼吸定息，四至五至，平和之时。

三至为迟，迟则为冷；六至为数，数即热证。

转迟转冷，转数转热；迟数既明，浮沉当别。

浮沉迟数，辨内外因，外因于天，内因于人。

天有阴阳，风雨晦冥；人喜怒忧，思悲恐惊。

外因之浮，则为表证；沉里迟阴，数则阳盛。

内因之浮，虚风所为；沉气迟冷，数热何疑。

浮数表热，沉数里热；浮迟表虚，沉迟冷结。

表里阴阳，风气冷热，辨内外因，脉证参别。

脉理浩繁，总括于四，既得提纲，引中触类。

语译：医生诊脉前首先需要调整好自己的呼吸，然后切按病人的脉搏。一般而言，一呼一吸之间脉搏跳动四至五次，为正常的脉象。若呼吸之间脉动三次，则为迟脉，迟脉主寒证；若呼吸之间脉动六次，则为数脉，数脉主热证。若在疾病过程中脉转为迟，则其病亦转为寒证；若脉转为数，则其病亦转为热证。迟数之脉既明，浮沉之脉又当分辨。临床可以根据浮、沉、迟、数相兼脉象，辨别其内外病因。外因多指天气异常的变化，内因多指人体自身的损伤。如天有阴、阳、风、雨、晦、明之六变，人有喜、怒、忧、思、悲、恐、惊之七情。无论外因、内因均可出现浮沉迟数的脉象，其中，外因出现浮脉时，多为外感表证；如果出现沉迟之脉，则是邪气入里转

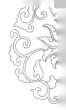

寒的象征;如果出现沉数之脉,则是转为阳盛实热的象征。内伤出现浮脉,多为阴虚阳亢、虚风外浮之证;如果出现沉迟之脉,则是阳气不足的虚寒征象;如果出现沉数之脉,则是阴虚不足的虚热征象。所以说,浮数之脉相兼多主表热证,沉数之脉相兼多主里热证;浮迟之脉相兼多为表阳亏虚,沉迟之脉相兼多为阴寒内结。总之,病证有在表在里、属阴属阳、为风为气、或寒或热之别,病因亦有内伤、外感之分,故必须做到脉证合参,才能对病情做出全面正确的诊断。由此可见,脉学的道理讲起来虽然浩博繁杂,但若以浮沉迟数四者作为辨脉的提纲,就可以引申扩大,触类旁通。

依纲辨脉

浮脉法天,轻手可得,泛泛在上,如水漂木。
有力洪大,来盛去悠;无力虚大,迟而且柔;
虚甚则散,涣散不收,有边无中,其名曰芤;

浮小为濡,绵浮水面;濡甚则微,不任寻按。

语译:浮脉之形有似于天之阳气,轻清上浮,以手轻按即得,浮泛于皮肤之上,像水中飘浮的木块一样。若以浮脉为纲,可以见到七种脉象:如脉浮大有力,来势盛而去势缓的,称为洪脉;如脉浮大无力,脉来迟缓而柔弱的,称为虚脉;如比虚脉还要散漫不清,稍按则无的,称为散脉;如脉搏只见于周边,而中间空虚无脉的,称为芤脉;如脉浮而细小无力,像丝绵飘浮在水面上一样的,称为濡脉;若比濡脉更加细小无力,似有似无,难以寻按的,称为微脉。

沉脉法地,近于筋骨,深深在下,沉极为伏;有力为牢,实大弦长;牢甚则实,幅幅而强;无力为弱,柔小如绵;弱甚则细,如蛛丝然。

语译:沉脉之形有似于地之阴气,重浊下沉,必须用手重按近于筋骨才能摸到。若以沉脉为纲,可以见到五种脉象:如部位深沉在下,须推筋着骨才能触及到脉动的,称为伏脉;如沉而有力,实大弦长

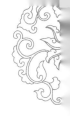

的,称为牢脉;如比牢脉更沉坚有力,应指幅幅然宽大的,称为实脉;如沉而无力,柔软细小如丝绵的,称为弱脉;如比弱脉更为细小,像蛛丝那样纤细的,称为细脉。

迟脉属阴,一息三至。小快于迟,缓才①及四。
二损一败,病不可治;两息夺精,脉已无气。
浮大虚散,或见芤革;浮小濡微,沉小细弱。
迟细为涩,往来极难,易散一止,止而复还;
结则来缓,止而复来;代则来缓,止不能回。

语译:迟脉属阴,为阳虚或阴盛的反映,一呼一吸脉动三次。缓脉稍快于迟脉,一呼一吸刚及四动。若一呼一吸脉动只有两次的,称为损脉;一呼一吸仅有一次的,称为败脉。出现损败二脉说明病重难以救治。更有两息一至的,称为夺精脉,表明脉中精气竭绝,病情也更加危重。迟脉常兼多种脉象,如前面浮大脉中的虚、散、芤、革;浮小脉中的濡、微;以及沉

---

① 才:原作"不",本书"七言脉诀·缓脉"云:"缓脉阿阿四至通",则此处"不及四至"为误,当为"才"字形近之讹,故据改。

小脉中的细、弱等，均可与迟脉同时出现。另外，若脉迟而细，往来艰难，偶于散滞之中时一歇止，止后瞬即复来的，称为涩脉；若脉来迟缓，时有歇止而不规则，止后瞬即复来的，称为结脉；若脉来迟缓，时歇止而有规律，且不能即刻来复，需良久复动的，称为代脉。

数脉属阳，六至一息；七疾八极，九至为脱。

浮大者洪，沉大牢实；往来流利，是谓之滑。

有力为紧，弹如转索；数见寸口，有止为促。

数见关中，动脉可候，厥厥动摇，状如小豆。

语译：数脉属阳，多为阴虚或阳盛的反映，一呼一吸脉动六次。若一息七至的，称为疾脉；一息八至的，称为极脉；一息九至的，称为脱脉。三脉均为阳热亢极、阴精亏虚、甚至阴阳脱失的反映。数脉亦兼多种脉象，如前面浮大脉中的洪脉，沉大脉中的牢、实脉等，均可与数脉同时出现。另外，若脉数而往来流利的，称为滑脉；脉数有力，左右弹动，如绞转绳索一样的，称为紧脉；若数脉见于寸口，时有

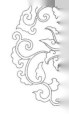

歇止的,称为促脉。若数脉见于关中,如小豆一样厥厥动摇的,称为动脉。

诸脉主病

一脉一形,各有主病,数脉相兼,则见诸证。
浮脉主表,里必不足,有力风热,无力血弱。
浮迟风虚,浮数风热,浮紧风寒,浮缓风湿。
浮虚伤暑,浮芤失血,浮洪虚火,浮微劳极。
浮濡阴虚,浮散虚剧,浮弦痰饮,浮滑痰热。

语译:一种脉象有一种形态,各有其所主的病证。若多种脉象相兼,则反映几种不同的病证,如浮脉主表证,亦主里虚不足之证。若浮而有力,多为风热表证;浮而无力,多为血虚里证。脉浮而迟的,为表虚伤风;脉浮而数的,为风热袭表;脉浮而紧的,为风寒外束;脉浮而缓的,为风湿困表。脉浮而虚的,为伤暑耗气;脉浮而芤的,为突然失血;脉浮而洪的,为虚火耗阴;脉浮而微的,为虚损劳极;脉浮而软的,为阴虚阳浮;脉浮而散的,为虚极气散;脉浮而弦的,为痰饮内停;脉浮而滑的,为痰热壅盛。

沉脉主里,主寒主积;有力痰食,无力气郁。

沉迟虚寒,沉数热伏;沉紧冷痛,沉缓水蓄。

沉牢痼冷,沉实热极;沉弱阴虚,沉细痹湿。

沉弦饮痛,沉滑宿食;沉伏吐利,阴毒聚积。

语译:沉脉主里证,亦主寒证和积聚。沉而有力的,为痰食积聚;沉而无力的,为气虚郁滞。沉迟无力的,为虚寒之证;沉数有力的,为热邪内伏。脉沉而紧的,为冷为痛;脉沉而缓的,为水湿停聚。沉牢有力的,为阴寒痼结;沉实有力的,为热邪极盛。沉弱无力的,为阴精亏虚;沉细无力的,为湿痹重浊。沉弦有力的,为饮为痛;沉滑有力的,为宿食内积。沉伏有力的,为阴毒积聚,多发为剧烈吐利。

迟脉主脏,阳气伏潜;有力为痛,无力虚寒。

数脉主腑,主吐主狂;有力为热,无力为疮。

语译:迟脉主五脏,多见于阳气潜伏的寒证。迟而有力为阴寒实痛,迟而无力为虚寒之象。数脉主六腑,多见于因热呕吐或狂妄之证。数而有力主阳热炽盛，数而无力主疮疡溃后。

滑脉主痰，或伤于食，下为蓄血，上为吐逆。

涩脉少血，或中寒湿，反胃结肠，自汗厥逆。

语译：滑脉主痰证，或主伤食之证，亦可见于下部蓄血，上部吐逆。涩脉主血少精亏，或内中寒湿之证，亦可见于反胃阴竭，肠结便秘，以及自汗伤津、精亏厥逆之证。

弦脉主饮，病属胆肝，弦数多热，弦迟多寒。

浮弦支饮，沉弦悬痛，阳弦头痛，阴弦腹痛。

语译：弦脉多主痰饮内盛，又主肝胆之病。脉弦而数多为热证，脉弦而迟多为寒证。脉浮而弦多为支饮咳逆，脉沉而弦多为悬饮胸痛；寸部脉弦多主阳亢头痛，尺部脉弦多主阴疝腹痛。

紧脉主寒，又主诸痛，浮紧表寒，沉紧里痛。

语译：紧脉主寒邪为病，又主各种疼痛。其中，脉浮紧的多为表寒证，脉沉紧的多为里寒疼痛。

长则气平，短则气病；细则气少，大则病进。

浮长风痫,沉短宿食;血虚脉虚,气实脉实。
洪脉为数,其阴则虚;细脉为湿,其血则虚。

语译:长脉主气机平调,气血充盛;短脉主气虚或气郁为病。脉细主气血衰少,脉大主疾病加重。浮长多见于风痫,沉短常发于宿食。气血虚则脉亦虚,气血实则脉亦实。洪脉多为热盛,热盛则阴气必虚;细脉多为湿阻经脉,亦主阴血虚亏。

缓大者风,缓细者湿,缓涩血少,缓滑内热。
濡小阴虚,弱小阳竭,阳竭恶寒,阴虚发热。
阳微恶寒,阴微发热,男微虚损,女微泻血。
阳动汗出,阴动发热,为痛与惊,崩中失血。
虚寒相搏,其名为革,男子失精,女子失血。

语译:脉搏缓大多为风邪侵扰,脉搏缓细多为湿邪困阻,脉搏缓涩多为血少精亏,脉搏缓滑多为内有郁热。脉软而细小多主阴精亏虚,脉弱而细小多主阳气衰竭;阳气衰竭则恶寒,阴精亏虚则发热。另外,寸脉微弱为卫阳虚,也能恶寒;尺脉微弱为阴精亏,也能发热。男见微脉多主虚弱劳损,女见微脉多主崩漏下血。动脉乃阴阳相搏之征,若寸部脉动多主汗出不止,尺部脉动多主身体发热,若动脉见于关部,还主疼痛、惊悸,以及崩中失血。如为虚寒相搏,则见革脉,男子多主失精,女子多为亡血。

阳盛则促,肺痈阳毒;阴盛则结,疝瘕积郁。

代则气衰,或泄脓血,伤寒心悸,女胎三月。

语译:促脉主阳盛热极,故多见于肺痈、阳毒之病。结脉主阴寒固结,故多见于疝瘕、积聚,及气机郁结之病。代脉主脏气衰竭,故多见于泄痢脓血之病,或见于伤寒心悸,或见于女子怀孕三月之时。

杂病脉象

脉之主病,有宜不宜,阴阳顺逆,凶吉可推。

中风浮缓,急实则忌;浮滑中痰,沉迟中气。

尸厥沉滑,卒不知人;入脏身冷,入腑身温。

语译:各种脉象与所主的病证之间,有相宜和不相宜的情况,如阳证出现阳脉,阴证出现阴脉,谓之相宜;阳证出现阴脉，阴证出现阳脉，谓之不相宜。相宜的为顺，不相宜的为逆。临床可以根据脉证阴阳顺逆的情况，推断疾病的吉与凶。一般而言，在内科杂病之中，有中风、中痰、中气、尸厥四种卒中之证，各有相宜的脉象，临证必须加以区别。其中，中风之脉宜浮缓，若脉搏急疾坚实，则为邪气太盛，与病不相宜，故为风家之忌。若脉搏浮滑，则为痰邪上壅，故为中痰；若脉搏沉迟，则为脏气厥逆，故为中气。至于尸厥之病，乃因卒中邪气，故突然昏不知人，其脉多见沉滑；若邪中于脏，则病深而兼身冷，邪中于腑，则病浅而身体温和。

风伤于卫，浮缓有汗；寒伤于营，浮紧无汗。

暑伤于气，脉虚身热；湿伤于血，脉缓细涩。

伤寒热病，脉喜浮洪；沉微涩小，证反必凶。

汗后脉静，身凉则安；汗后脉躁，热甚必难。

语译：外感病中，有风、寒、暑、湿四种表证，其脉亦各自不同。如风邪易伤卫分，其脉多浮缓而有汗出。寒邪易伤营分，其脉多浮紧而无汗出。暑邪易伤气

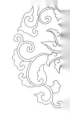

分，其脉虚软而有身热。湿邪易伤血脉，其脉缓细而兼滞涩。至于伤寒变为热病，其脉当见浮洪；若见沉微涩小之脉，则脉证不合，即为凶逆之征。又热病汗后，若脉静身凉，为病退身安；若汗后脉反躁急，为热邪炽盛，主病进难治。

阳病见阴，病必危殆；阴病见阳，虽困无害。

上不至关，阴气已绝；下不至关，阳气已竭。

代脉止歇，脏绝倾危；散脉无根，形损难医。

语译：阳病见阴脉，则病必危重难治；阴病见阳脉，则病虽困重而不至危险。此乃阳主生而阴主死的缘故。若脉只见于尺部而不能上及于关部，说明阴精已经衰竭于下而无力上达；若脉只见于寸部而不能下达于关部，说明阳气已经衰竭于上而无力下达。二者均属阴阳离决的危证。代脉缓而歇止，止有规律，且不能立即恢复，故久病出现代脉，说明脏气衰绝，病势倾刻危急。散脉涣漫无根，多为阳气衰绝，形体损竭，故一但出现散脉，则病危难以医治。

饮食内伤,气口急滑;劳倦内伤,脾脉大弱。

欲知是气,下手脉沉;沉极则伏,涩弱久深。

六①郁多沉,滑痰紧食,气涩血芤,数火细湿。

滑主多痰,弦主留饮,热则滑数,寒则弦紧。

浮滑兼风,沉滑兼气,食伤短疾,湿留濡细。

语译:饮食内伤,右手寸脉多见急数滑实;劳倦内伤,关部脾脉多见虚大无力。若是劳倦气虚下陷之证,则尺部多出现沉脉;若见沉极的伏脉,或见涩弱之脉,则是气虚日久年深的象征。又有六郁之证,包括痰、食、气、血、火、湿之郁,其病多见沉脉,若脉沉滑则为痰郁,脉沉紧则为食郁,脉沉涩则为气血郁滞,脉芤则为大失血,脉沉数则为火郁,脉沉细则为湿郁。至于其他杂病,滑脉则主多痰,弦脉则主留饮,实热则脉滑数,寒凝则脉弦紧。脉浮滑多兼风邪,脉沉滑多兼气滞,食伤则脉短数疾,湿停则脉濡而细。

疟脉自弦,弦数者热,弦迟者寒,代散者折。

---

① 六:原作"大",据下文内容,乃言六郁之病,此当形近致误,故改之。

泄泻下痢,沉小滑弱;实大浮洪,发热则恶。

呕吐反胃,浮滑者昌;弦数紧涩,结肠者亡。

霍乱之候,脉代勿讶;厥逆迟微,是则可怕。

语译:疟疾之病,多见弦脉,其中弦而数者多为热疟,弦而迟者多为寒疟,若疟疾而见代散之脉,则为脏气大衰,寿不能久。泄泻痢疾,多伤脾胃之气,故脉见沉小滑弱为顺;若脉见实大浮洪,且兼发热之症,则为邪盛病急的恶候。呕吐反胃,乃为胃气上逆之证,故脉以浮滑为顺;若脉搏弦数紧涩,且兼见肠结便秘,乃为气津耗竭,故病主深重危亡。霍乱吐泻,病势急暴,若偶尔出现代脉歇止,为邪气干扰脉气,则不必因此惊怕;若见四肢厥冷,脉迟而微,说明阳气衰竭,阴寒太盛,才是真正可怕的征兆。

咳嗽多浮,聚肺关胃,沉紧小危,浮濡易治。

喘急息肩,浮滑者顺,沉涩肢寒,散脉逆证。

语译:咳嗽之证,为肺气上逆,故其脉多浮。其病乃因形寒饮冷而得,故多聚于胃而关于肺。若其脉沉紧,则是寒邪内

聚，其病稍危；若其脉浮软，则是病邪轻浅，其病易治。喘证之象，气急喘促，张口抬肩，其病乃痰浊上迫，故其脉以浮滑为顺；若脉见沉涩，四肢厥冷，甚至出现脉散无根，则属气虚阳微，肺气耗散的逆证。

病热有火，洪数可医；沉微无火，无根者危。

骨蒸发热，脉数而虚；热而涩小，必殒其躯。

劳极诸虚，浮软微弱；脾败双弦，火炎急数。

语译：病发热有火，其脉洪数，为阳证见阳脉，故可以医治；若脉见沉微，乃是真寒假热，非为真火，故不可以治火；若脉来散漫无根，乃是虚阳外脱之象，病则危重难医了。又内伤久病中，若骨蒸发热，乃为阴虚火旺，其脉当虚数；若见涩小之脉，则为阴精枯竭之象，故其身必亡。诸虚损劳极之病，都是气血阴阳之虚，其脉理当浮软微弱；若两手关部均出现弦脉，乃是脾土衰败；若见急数之脉，更是火盛阴竭，二者均属不治之证。

诸病失血，脉必见芤，缓小可喜，数大可忧。

瘀血内蓄，却宜牢大，沉小涩微，反成其害。

语译：凡是突然大失血的病证，必会出现两边实而中间空的芤脉。若失血后，气血虚少，脉见缓小，则是虚证见虚脉，为脉证相宜，预后良好；若脉反数大，为正虚邪盛，仍有出血的可能，却是最令人担忧的。瘀血停蓄在内，有形之物阻滞于中，其脉宜牢大；若脉反沉小涩微，则是气血亦亏，虚实夹杂，攻补难施，必会带来灾害。

遗精白浊，微涩而弱；火盛阴虚，芤濡洪数。

三消之脉，浮大者生；细小微涩，形脱可惊。

小便淋闭，鼻头色黄，涩小无血，数大何妨？

大便燥结，须分气血，阳数而实，阴迟而涩。

语译：遗精白浊，精气已亏，故脉见微涩而弱，是脉证相合，故为顺；若脉见芤、濡、洪、数，则芤濡为阴精亏，洪数为火热盛，火盛阴亏，精有不竭不止之势，故为逆证。上、中、下三消之病，初多燥热内盛，若其脉来浮大，乃是脉证相合，故主生；若脉来细、小、微、涩，又兼肌肉消瘦脱形，则是气血阴精耗竭，病难恢复，故可惊。小

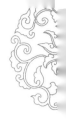

便淋闭之证,排尿困难,鼻头色黄,多为脾胃湿热,故脉来数大,乃是脉证相合,其病无妨;若脉来涩小,乃是精血内亏,故其病为逆。大便燥结不通,须分气结、血结。若脉数而实,则为阳热亢盛伤津,属病在气分;若脉迟而涩,则为阴血亏虚失润,属病在血分。

癫乃重阴,狂乃重阳,浮洪吉兆,沉急凶殃。

痫脉宜虚,实急者恶,浮阳沉阴,滑痰数热。

语译:由于阴邪痰浊过重蒙闭神明的,多发为癫病,表现为语言错乱,哭笑无常。由于阳邪痰热过重上扰神明的,多发为狂病,表现为骂詈狂妄,登高弃衣。二者均为实邪结聚,故其脉以浮洪为吉兆;若脉来沉急,表明邪已深固,难以治疗,故为凶兆。又有痫病,多为心气不足、风痰内扰所致,故其脉宜虚;若脉来急实有力,表明风痰内盛,反为恶候。至于该病的发展变化,则脉随证转,与其他疾病大体一样,也是脉浮主阳证,脉沉主阴证,脉滑主痰,脉数主热。

喉痹之脉,数热迟寒;缠喉走马,微伏则难。

诸风眩运,有火有痰,左涩死血,右大虚看。

头痛多弦,浮风紧寒,热洪湿细,缓滑厥痰。

气虚弦软,血虚微涩,肾厥弦坚,真痛短涩。

语译:喉中肿痛,闭塞不通,称为喉痹。喉痹的脉象,数则为热证,迟则为火被寒郁。咽喉肿痛,红丝缠绕,称为缠喉风。发病急骤,咽喉肿塞不通,称为走马喉痹。二证若出现微伏之脉,为热毒深伏,精气内竭,脉证相逆,其病难治。眩晕之证,头目昏眩,甚则晕仆,多由风邪为患,但有挟火挟痰之分,又有瘀血、气虚之辨。挟火者脉多数,挟痰者脉多滑,兼瘀血者左手脉涩,兼气虚者右手脉大。头痛之证,经脉拘急,故多弦脉。若弦而兼浮,则为外感风邪;弦而兼紧,则为外感寒邪;弦而兼洪,则为热邪上壅;弦而兼细,则为湿困清阳;弦而兼缓,则为厥逆头痛;弦而兼滑,则为痰饮上泛;弦而兼软,则为气虚失养;弦而微涩,则为血虚不荣;脉弦而坚，则为肾气厥逆；脉短而涩，才是真头痛。

心腹之痛，其类有九①，细迟从吉，浮大延久。

疝气弦急，积聚在里，牢急者生，弱急者死。

腰痛之脉，多沉而弦，兼浮者风，兼紧者寒。

弦滑痰饮，濡细肾着②，大乃肾虚，沉实闪肭。

语译：心腹疼痛，可分九类。脉来细迟，为正虚邪轻，其病易愈；脉来浮大，为病邪较重，病多牵延日久。疝气之病，为寒凝气结，少腹急痛，故脉多弦急。积聚之病，为气血凝滞在里，有形可见，若其脉牢急，为脉证相合，故主生；若其脉弱急，则正气亏虚，故主死。腰痛之证，多因内伤，故其脉当沉弦；若浮弦相兼，乃为风侵；紧弦相兼，乃为寒凝；弦滑兼见，则为痰饮；濡细并见，则为肾着。若脉搏大而

---

① 其类有九：有二说。一指虫痛，注痛，风痛，悸痛，食痛，饮痛，冷痛，热痛，去来痛。二指饮痛，食痛，气痛，血痛，冷痛，热痛，悸痛，虫痛，疰痛。然古所谓心痛，大都属于胃脘痛的范围。

② 肾着：出《金匮要略》。多由肾虚寒湿内侵所致，症见腰部冷痛重着，转侧不利。

无力,即为肾虚腰痛;脉搏沉实有力,当为闪挫外伤。

脚气有四,迟寒数热,浮滑者风,濡细者湿。
痿病肺虚,脉多微缓,或涩或紧,或细或濡。
风寒湿气,合而为痹,浮涩而紧,三脉乃备。
五疸实热,脉必洪数,涩微属虚,切忌发渴。

语译:脚气为病,乃风寒湿热之邪侵袭足胫所致,其症足膝酸麻,或肿胀疼痛,或痿软挛急,故其脉象亦有四种:脉迟者为寒盛,脉数者为热盛,脉浮滑者为风盛,脉濡细者为湿盛。痿病多因肺虚,其症四肢痿软无力,手不能握物,足不能任地,故其脉多见微缓,日久则气血不足,阴精耗伤,故又可见到涩、紧、细、濡之脉。痹证关节疼痛,屈伸不利,多由风、寒、湿三气相合而成,故其脉浮涩而紧,三者兼备,其中,脉浮为风,脉涩为湿,脉紧为寒。五疸者,乃黄疸、酒疸、谷疸、女劳疸、黑疸之称,属实热者,脉必洪数;属虚寒者,脉必涩微。虚寒发黄者,不当发渴,若更见发渴,为阴精耗竭,是谓大忌。

脉得诸沉,责其有水。浮气与风,沉石或里。
沉数为阳,沉迟为阴。浮大出厄,虚小可惊。
胀满脉弦,土制于木。湿热数洪,阴寒迟弱。
浮为虚满,紧则中实。浮大可治,虚小者危。

语译:水肿之病,为水湿内盛,故其脉三部皆沉。若脉浮,则为水气与风水。水气病皮厚色黄,一身尽肿;风水病面目浮肿,自汗恶风。若脉沉,则为石水或里水。石水病少腹肿硬,叩之有声;里水病身肿发黄,小便不利。若脉来沉数,则为阳水,其症身肿烦渴,二便秘涩;若脉来沉迟,则为阴水,其症遍身浮肿,便溏尿少。水肿之病,若脉浮大,为正气尚强,脉证俱实,病易好转;若脉见虚小,为正气已伤,正虚邪实,其病难愈。胀满之证,肚腹胀大,若脉见弦劲,为肝木乘脾,以致脾失运化,湿浊内停。若脉见洪数,为湿热内蕴,浊气滞留;若脉见迟弱,为寒湿内盛,阴邪停聚。胀满又有虚实之分,其脉浮者为虚满,多中空无物;其脉紧者为实满,多内有湿浊。胀满脉浮大者,为正气不虚,故其满可治;若胀满脉虚小,为正气大伤,则其病危极。

五脏为积,六腑为聚,实强者生,沉细者死。

中恶腹胀,紧细者生;脉若浮大,邪气已深。

语译:积乃有形之物内积,定而不移,属五脏病变;聚乃无形之气聚结,移而不定,属六腑病变。积聚脉实强者,乃脉证俱实,正气不虚,其病易治,故主生;若脉来沉细,乃正气大虚,脉证相逆,故病危难治。中恶之病而见腹胀,若脉来紧细者,说明邪气不甚,故易治可生;若脉来浮大者,说明邪盛病进,故其病已深。

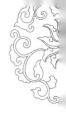

痈疽脉象

痈疽浮散,恶寒发热;若有痛处,痈疽所发。

脉数发热,而痛者阳;不数不热,不痛阴疮。

未溃痈疽,不怕洪大;已溃痈疽,洪大可怕。

语译:痈疽之病,乃由热毒侵袭经脉,阻滞气血运行,腐肉败血而成。其红肿热痛者谓之痈,属阳证;其发在里,难溃难敛,无红肿热痛者为疽,属阴证。痈疽初起,其脉浮散,多出现恶寒发热之表证,若此时身上有所痛之处,则可能是痈疽发生的地方。若脉数发热而疼痛者,为痈,属阳;若脉不数,身无热,而疮不痛者,为疽,属阴。凡痈疽未溃,火热内盛,脉见洪大,为阳证阳脉,容易医治,故不可怕;若痈疽已破,仍出现洪大之脉,说明热毒未除,精气已伤,疮毒最易内陷,故言可怕。

肺痈已成,寸数而实;肺痿之形,数而无力。

肺痿色白,脉宜短涩,不宜浮大,唾糊呕血。

肠痈实热,滑数可知;数而不热,关脉芤虚。

微涩而紧,未脓当下;紧数脓成,切不可下。

语译:肺痈之证,咳喘胸痛,咯吐脓血;肺痿之证,咳痰喘息,声哑神疲。肺痈乃肺中热毒内蕴,故其已成,则寸脉数实。肺痿为肺叶枯槁,气阴两伤,故其已成,则脉数无力。若肺痈面色苍白者,多为气血虚亏,故脉宜短涩,不宜浮大;若脉浮大,说明肺热内盛,将出现浊唾如糊,及咯吐脓血等症。肠痈之证,腹痛不移,乃是肠有实热内结，故脉当滑数。若脉数而不热，且关脉虚芤，则为痈溃失血之象。若脉微涩而紧，说明尚未成脓，故当泻下；若脉紧数，说明脓已形成，故切不可用攻下之法。

妇儿脉法

妇人之脉，以血为本，血旺易胎，气旺难孕。
少阴动甚，谓之有子；尺脉滑利，妊娠可喜。
滑疾不散，胎必三月；但疾不散，五月可别。
左疾为男，右疾为女；女腹如箕，男腹如釜。
欲产之脉，其至离经；水下乃产，未下勿惊。
新产之脉，缓滑为吉；实大弦牢，有证则逆。

语译：妇人的脉搏，以血为根本。血旺则容易成胎，气旺血亏则难以受孕。妇人怀孕之后，可从脉搏上反映出来，如心主血脉，若左寸手少阴心脉搏动特别明显的，即为怀孕的征象。又如肾主藏精，若尺部肾脉滑利，也是妊娠胎孕的征兆。其中，尺脉滑利疾数而不散的，乃是胎孕初结，多为怀孕三月的征象；若尺脉疾数不

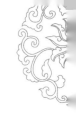

散而无滑利之象的，则是胎已结实，则为怀胎五月的征象了。又有一说，认为胎孕的男女不同，其脉象、腹形各有区别。如左手尺脉滑疾的为男胎，右手尺脉滑疾的为女胎；女胎则孕妇之腹如簸箕，扁圆而不突；男胎则孕妇之腹如锅底，形圆而尖突。孕妇将产之际，脉象也有较大的变化，一般称为离经脉。若孕妇已经出现离经脉，还要等待"羊水"的到来。羊水已下的，表明胎儿将产；若羊水未下，说明产时未到，切不可惊慌。孕妇生产必然失血，故其脉宜虚不宜实。若新产之脉缓和滑利，表明气血损伤不重，乃是吉顺之象；若脉实大弦牢，且出现中风、痉厥、眩冒、便秘等症的，乃是正虚邪盛，多为逆证。

小儿之脉，七至为平。更察色症，与虎口纹。

语译：诊小儿之脉，可用拇指切按寸口法，前后举按以诊寸关尺三部脉形。一般而言，小儿脉搏一呼一吸之间脉来七次为正常。八九至为有热，四五至为有寒，

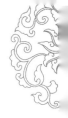

脉强为邪实,脉弱为正虚。除诊脉之外,更应参以察色辨症,还应重视虎口指纹诊法,即诊视小儿食指内的脉纹,如色紫为热,色红为寒,青色为风等,并结合"风""气""命"三关确定病情的轻重。由于上述内容不属于脉诊的范围,故此处就不详细介绍了。

奇经八脉诊法

奇经八脉,其诊又别,直上直下,浮则为督,牢则为冲,紧则任脉,寸左右弹,阳跷可决;尺左右弹,阴跷可决;关左右弹,带脉当诀。尺外斜上,至寸阴维;尺内斜上,至寸阳维。

语译:奇经八脉,即督、任、冲、带、阴跷、阳跷、阴维、阳维八条经脉,是十二经以外的重要正经,这八条经脉发生的病变,其诊法与普通诊法又有不同。如察其寸关尺三部直上直下之部位,若见浮脉则为督脉之病,若见牢脉则为冲脉之病,若见紧脉则为任脉之病。如寸部脉紧而左右弹指的，则为阳跷之病；如尺部脉紧而左右弹指的，则为阴跷之病；关部脉紧而左右弹指的，为带脉之病。如从尺部外侧斜上而至寸部的，为阴维之病；从尺部内侧斜上而至寸部的，为阳维之病。

督脉为病，脊强癫痫。任脉为病，七疝①瘕坚。冲脉为病，逆气里急。带主带下，脐痛精失。阳维寒热，目眩僵仆。阴维心痛，胸胁刺筑②。阳跷为病，阳缓阴急。阴跷为病，阴缓阳急。癫痫瘛疭③，寒热恍惚。八脉脉证，各有所属。

语译：督脉沿脊柱上行，上至巅顶，且贯心入脑，故督脉为病，多主脊背强直及癫痫之病。任脉沿腹部正中上行，故任脉

---

① 七疝：有诸说。《素问·骨空论》为冲疝，狐疝，癞疝，厥疝，瘕疝，㿉疝，癃疝。《诸病源候论》为厥疝，癥疝，寒疝，气疝，盘疝，胕疝，狼疝。《儒门事亲》为寒疝，水疝，筋疝，血疝，气疝，狐疝，癞疝。后世多从张氏。

② 筑：顶撞而痛。

③ 瘛疭（ chìzòng 翅棕）：即抽搐，搐搦，搐风。瘛，筋脉拘急而缩；疭，筋脉缓纵而伸。手足伸缩交替，抽动不已，称为瘛疭。

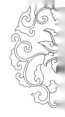

为病，多主七疝及癥瘕之病。冲脉挟脐上行，故冲脉为病，多主逆气上冲及腹痛里急之病。带脉绕脐环身一周，而主腰以下之疾，故带脉为病，多主妇女带下，及脐痛、失精之病。阳维脉沿下肢外侧上行，维系一身阳气，故阳维为病，多主阳气失调之恶寒发热，以及头晕目眩、僵仆跌倒之证；阴维脉沿下肢内侧上行，维系一身阴气，故阴维为病，多主阴血失调之心痛，以及胸胁刺筑疼痛之证。阳跷脉起于足外踝下，沿足外侧上行，故阳跷为病，多主足外侧经脉纵缓，而足内侧经脉拘急。阴跷脉起于内踝下，沿足内侧上行，故阴跷为病，多主足内侧经脉纵缓，而足外侧经脉拘急。由此可见，凡癫痫、瘛疭、恶寒发热、神志恍惚等病，与奇经八脉失常有着密切关系，且各有所属。

平人无脉，移于外络，兄位弟乘，阳溪列缺。

语译：正常无病之人，若寸口摸不到脉搏，乃是其脉移于臂外络脉，犹兄弟交换位置，属生理性移位，不能视为病脉或真脏脉。其中向阳溪方向移位者，称为反关脉；向列缺方向移位者，称为斜飞脉。

真脏绝脉

病脉既明，吉凶当别；经脉之外，又有真脏。
肝绝之脉，循刀责责；心绝之脉，转豆躁疾。
脾则雀啄，如屋之漏，如水之流，如杯之覆。
肺绝如毛，无根萧索，麻子动摇，浮波之合。
肾脉将绝，至如省客，来如弹石，去如解索。
命脉将绝，虾游鱼翔；至如涌泉，绝在膀胱。
真脉既形，胃已无气，参察色症，断之以臆。

语译：各种主病脉象既已明确，又当分辨其吉凶预后。除经脉的变化可察之外，尚须诊察其真脏之脉，即脏气已无而真气败露之脉。其中，肝脏真气将绝之脉，像循摸刀刃一样坚真而细。心脏真气将绝之脉，像转动的豆子一样短躁急疾。脾脏真气将绝之脉，如雀鸟啄食，如屋漏水滴，三五一停，不相接续；或如水之流淌，或如杯倾水失，散而无统，去而不返。

肺脏真气将绝之脉，如羽毛一样轻浮软散，像秋风吹落叶一样飘荡无根，又如麻子仁的转动失于圆滑，又像浮动的波浪相互融合不清。肾脏真气将绝之脉，像来访的客人一样忽然而至，其脉来之时如弹石一样坚硬劲急，其脉去之时却如解开的绳索一样散乱无序。命门真气将绝之脉，其脉如虾游鱼翔，时深时浅，时疾时慢，时有时无。膀胱之气将绝之脉，其脉来如泉水急涌一般，有升而无降。真脏之脉既现于外，说明脉中胃气已经断绝，临证时必须结合色、症仔细审察，用心加以推断，以免发生误诊。

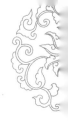

七言举要

浮（阳）

浮脉，举之有余，按之不足。《脉经》如微风吹鸟背上毛。厌厌聂聂，如落①榆荚。《素问》如水漂木。崔氏 如捻葱叶。黎氏

原注 浮脉法天，有轻清在上之象。在卦为乾，在时为秋，在人为肺。又谓之毛。太过则中坚旁虚，如循鸡羽，病在外也；不及则气来毛微，病在中也。《脉诀》言：寻之如太过。乃浮兼洪紧之象，非浮脉也。

语译：浮脉，轻取搏动有力，重按反觉无力。如同微风吹动鸟背上的羽毛，轻飘飘地就像榆钱下落，又如水面上飘浮的木块，或用手捻捏葱叶那样虚软。

---

① 落：原作"循"，据《素问·平人气象论》改。下体状诗同改。

体　状　诗

浮脉惟从肉上行，如落榆荚似毛轻。

三秋得令知无恙，久病逢之却可惊。

语译：浮脉仅搏动于肌肉表层，其脉像下落的榆荚一样轻飘，又如鸟背上的羽毛一样轻浮。秋天得此脉象，乃是人体适应季节气候的正常脉象，为身体健康无病的表现，久病遇此脉象，则是虚阳上浮的危重征兆，故为可惊。

相　类　诗

浮如木在水中浮，浮大中空乃是芤。

拍拍而浮是洪脉，来时虽盛去悠悠。

浮脉轻平似捻葱，虚来迟大豁然空。

浮而柔细方为濡，散似杨花无定踪。

原注　浮而有力为洪，浮而迟大为虚，浮而无力为芤，浮而柔细为濡。

语译：浮脉如同木块在水中飘浮那样轻缓浮动，若脉来浮大无力，两边实而中间空的，乃为芤脉。若脉浮而拍拍然有力,来势盛而去势衰的,乃是洪脉。

浮脉轻缓平和,像捻捏葱叶一样。若脉来迟缓,大而无力,豁然中空的,乃是虚脉。若脉浮而柔弱细小的,乃是濡脉。若脉浮散无根,如柳絮杨花一般飞扬不定的,则是散脉。

主 病 诗

浮脉为阳表病居,迟风数热紧寒拘。
浮而有力多风热,无力而浮是血虚。

寸浮头痛眩生风,或有风痰聚在胸。
关上土衰兼木旺,尺中溲便不流通。

原注 浮脉主表,有力表实,无力表虚。浮迟中风,浮数风热,浮紧风寒,浮缓风湿。浮虚伤暑,浮芤失血,浮洪虚热,浮散劳极。

语译:浮脉属阳,主表证。浮而兼迟主伤风,浮而兼数主表热,浮而兼紧主表寒。脉浮而有力多见于风热表证,脉浮而无力多见于血虚里证。

寸部脉浮,主头痛、眩晕及风证,或风

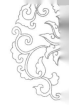

痰聚于胸膈以上等上焦病证；关部脉浮，主脾虚肝旺，土受木乘等中焦病证；尺部脉浮，主大、小便不通等下焦病证。

沉（阴）

沉脉，重手按至筋骨乃得。《脉经》 如绵裹砂，内刚外柔。_{杨氏} 如石投水，必极其底。

原注 沉脉法地，有渊泉在下之象。在卦为坎，在时为冬，在人为肾。又谓之石，亦曰营。太过则如弹石，按之益坚，病在外也；不及则气来虚微，去如数者，病在中也。《脉诀》言缓度三关，状如烂绵者，非也。沉有缓数及各部之沉，烂绵乃弱脉，非沉也。

语译：沉脉之来，用手重按深至筋骨才可摸到。其脉象如绵裹砂一样内刚外柔，其部位之深如石块投入水中，必极其底才能触到。

体 状 诗

水行润下脉来沉，筋骨之间软滑匀。

女子寸兮男子尺，四时如此号为平。

语译：沉脉部位深沉在里，如水行润下一般，常于筋骨之间软滑均匀。若女子在寸部见到沉脉，男子在尺部见到沉脉，四时都是如此，则为正常的脉象。

相 类 诗

沉帮筋骨自调匀，伏则推筋着骨寻。
沉细如绵真弱脉，弦长实大是牢形。

原注 沉行筋间，伏行骨上，牢大有力，弱细无力。

语译：沉脉深沉，在贴近筋骨的部位均匀搏动。伏脉部位更深，必须重力推筋着骨才能寻摸到。若脉沉细无力、虚软如绵的，乃为弱脉。若脉沉弦而长、大而有力的，则是牢脉。

主 病 诗

沉潜水蓄阴经病，数热迟寒滑有痰。
无力而沉虚与气，沉而有力积并寒。

寸沉痰郁水停胸，关主中寒痛不通，

尺部浊遗并泄痢,肾虚腰及下元痌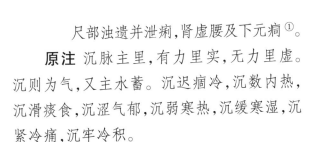①。

原注 沉脉主里,有力里实,无力里虚。沉则为气,又主水蓄。沉迟痼冷,沉数内热,沉滑痰食,沉涩气郁,沉弱寒热,沉缓寒湿,沉紧冷痛,沉牢冷积。

语译:沉脉多主阴经之病,如水饮停蓄之类。若脉来沉数,则为内热;脉来沉迟,则为内寒;脉来沉滑,则为有痰。若脉来沉而无力,主里虚与气陷;脉来沉而有力,主积聚与寒滞。

寸部脉沉,主上焦痰郁及水饮之病;关部脉沉,主中焦寒凝疼痛诸证;尺部脉沉,主下焦白浊、遗精、泄泻、痢疾,以及肾虚腰痛、下元阳虚寒痛等证。

迟(阴)

迟脉一息三至,去来极慢。《脉经》

原注 迟为阳不胜阴,故脉来不及。《脉诀》言重手乃得,是有沉无浮。一息三至,甚为易见,而曰隐隐,曰状且难,是涩脉矣,其谬

---

① 痌(tōng 通):疼痛。

可知。

语译：迟脉之来，一呼一吸之间脉仅搏动三次，来去极其缓慢。

体 状 诗

迟来一息至惟三，阳不胜阴气血寒。
但把浮沉分表里，消阴须益火之原。

语译：迟脉的搏动，一呼一吸之间惟有三次，之所以如此缓慢，主要是因为阳虚阴盛、气血虚寒。迟脉可以根据浮、沉区分表里之寒，即浮迟者为表寒，沉迟者为里寒。治疗迟脉所主的阳虚阴寒之证，必须采取温阳散寒的方法，即王冰所谓"益火之源，以消阴翳"。

相 类 诗

脉来三至号为迟，小快于迟作缓持。
迟细而难知是涩，浮而迟大以虚推。

原注 三至为迟，有力为缓，无力为涩，有止为结，迟甚为败，浮大而软为虚。黎氏曰：迟小而实，缓大而慢；迟为阴盛阳衰，缓为卫盛营弱。宜别之。

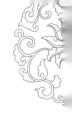

语译:迟脉一息三至,缓脉一息四至,稍快于迟。若脉迟细无力,涩滞而不流利的,乃为涩脉;若脉迟浮大而无力的,则是虚脉。

主 病 诗

迟司脏病或多痰,沉痼癥瘕仔细看。
有力而迟为冷痛,迟而无力定虚寒。

寸迟必是上焦寒,关主中寒痛不堪。
尺是肾虚腰脚重,溲便不禁疝牵丸。

原注 迟脉主脏,有力冷痛,无力虚寒;浮迟表寒,沉迟里寒。

语译:迟脉主脏气失常之病,或主痰盛之病,它如沉寒痼冷,癥瘕积聚,亦为迟脉主病,故必须仔细诊察。一般地说,若脉迟而有力的,乃为里寒实痛;脉迟而无力的,多属虚寒之证。

寸部脉迟,主上焦心肺有寒;关部脉迟,主中焦脾胃寒痛;尺部脉迟,主肾虚阳衰,故多腰脚痛重,溲便失禁,及寒疝少腹冷痛牵引睾丸等证。

数（阳）

数脉一息六至。《脉经》脉流薄疾。《素问》

原注 数为阴不胜阳，故脉来太过。

浮、沉、迟、数，脉之纲领，《素问》《脉经》皆为正脉。《脉诀》立七表八里，而遗数脉，只歌于心脏，其妄甚矣。

语译：数脉之来，一呼一吸之间脉动六次，脉中血流非常急迫快速。

体 状 诗

数脉息间常六至，阴微阳盛必狂烦。

浮沉表里分虚实，惟有儿童作吉看。

语译：数脉一呼一吸之间常搏动六次，多由阴虚内热及阳热亢盛所致，故多见烦躁、发狂等证。数脉可根据浮、沉区分表里之热，即浮数主表热，沉数主里热；又可根据有力、无力区别虚实，即数而有力为实热，数而无力为虚热。若儿童出现一息六至的数脉，则属正常的脉象。

相类诗

数比平人多一至,紧来如数似弹绳。

数而时止名为促,数见关中动脉形。

原注 数而弦急为紧,流利为滑,数而有止为促,数甚为疾[①],数见关中为动。

语译:数脉比常人一息五至之脉为快,一呼一吸之间多搏动一次。紧脉来势急速如数脉,但其脉左右弹指,如转动的绳索,则与数脉有别。若脉数而时有歇止的,则为促脉;若数脉独见于关部的,则为动脉。

主 病 诗

数脉为阳热可知,只将君相火来医。

实宜凉泻虚温补,肺病秋深却畏之。

寸数咽喉口舌疮,吐红咳嗽肺生疡。

当关胃火并肝火,尺属滋阴降火汤。

原注 数脉主腑,有力实火,无力虚火。浮数表热,沉数里热。气口数实肺痈,数虚

---

① 疾:原"极",据人卫本改。

肺痿。

语译：数脉属阳，多主火热之证。但火有实火、虚火，又有君火、相火，治疗当分虚、实。实火为阳热盛，故宜凉泻；虚火为元气虚，故宜温补。肺病本多伤阴，深秋燥邪偏盛，则阴伤更甚，若此时见到数脉，则为火热刑金，易致肺阴枯竭，故病重可畏。

寸部脉数，主上焦心肺有火，心火上炎则咽喉肿痛，口舌生疮；肺热金伤则咳嗽咯血，肺生痈疡。关部脉数，主中焦肝胃有火，右关数为胃火盛，左关数为肝火盛。尺部脉数，主下焦肾阴亏虚火旺，当用滋阴降火汤以治之。

滑（阳中阴）

滑脉往来前却，流利展转，替替然如珠之应指。《脉经》漉漉① 如欲脱。

原注 滑为阴气有余，故脉来流利如水。

---

① 漉漉：通"辘辘"，车行转动貌。

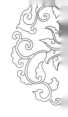

脉者,血之府也。血盛则脉滑,故肾脉宜之。气盛则脉涩,故肺脉宜之。《脉诀》云:按之即伏,三关如珠,不进不退。是不分浮滑、沉滑、尺寸之滑也,今正之。

语译:滑脉,一往一来,一前一后,快速流利地搏动,像圆滑的珠子在指下不停地滚动一般,又像脱缰之马拉动的车轮飞速转动一样。

体状相类诗

滑脉如珠替替然,往来流利却还前。
莫将滑数为同类,数脉惟看至数间。

原注 滑则如珠,数则六至。

语译:滑脉如同圆滑的珠子,往来前后持续不断地滚动。滑脉当与数脉加以区别,滑脉往来流利如珠,乃言其形状;数脉则是一息六至,乃言其至数。

主 病 诗

滑脉为阳元气衰,痰生百病食生灾。
上为吐逆下蓄血,女脉调时定有胎。

寸滑膈痰生呕吐，吞酸舌强或咳嗽。

当关宿食肝脾热，渴痢癫淋看尺部。

原注 滑主痰饮，浮滑风痰，沉滑食痰，滑数痰火，滑短宿食。《脉诀》言：关滑胃寒，尺滑脐似冰①，与《脉经》言关滑胃热、尺滑血蓄、妇人经病之旨相反，其谬如此。

语译：滑脉主阳盛或元气衰少，而多痰饮诸病及宿食内停。痰食上壅则为吐逆，血瘀于下则为蓄血。若妇女停经无病而见此脉象，乃为怀孕的征兆。

寸部脉滑，为痰聚胸膈，呕吐吞酸，舌强或咳嗽。关部脉滑，为宿食不消，或肝脾热困。尺部脉滑，为下焦有热，虚热可见消渴，实热可见痢疾、癫疝、淋病等证。

涩（阴）

涩脉细而迟，往来难，短且散，或一止复来。《脉经》 参伍不调②。《素问》 如轻刀刮竹。

---

① 冰：原作"水"，据光绪本及人卫本改。

② 参伍不调：参，通"三"；伍，通"五"。参伍不调，指脉搏三五不匀、参差不齐。

《脉诀》如雨沾沙。通真子如病蚕食叶。

原注 涩为阳气有余,气盛则血少,故脉来蹇滞,而肺宜之。《脉诀》言:指下寻之似有,举之全无。与《脉经》所云绝不相干。

语译:涩脉细小迟滞,往来艰难而不流利。脉形短散似散脉,又似歇止脉,时尔一止,迟滞难通,而后复来,甚或三五不调,就像轻刀刮削竹片一样涩滞不利,又如雨水沾在沙子上一样散漫易失,还如病蚕食桑叶一般缓慢艰难。

体 状 诗

细迟短涩往来难,散止依稀应指间,
如雨沾沙容易散,病蚕食叶慢而艰。

语译:涩脉细迟短滞,往来艰难,指下似乎像散脉,又像歇止脉,有如雨水沾沙一样容易散失,又如病蚕食桑叶一般缓慢艰难。

相 类 诗

参伍不调名曰涩,轻刀刮竹短而难。

微似秒芒 ① 微软甚,浮沉不别有无间。

原注 细迟短散,时一止曰涩;极细而软,重按若绝曰微;浮而柔细曰濡;沉而柔细曰弱。

语译:脉来迟滞三五不调者叫作涩脉。其脉如轻刀刮竹一样短滞难行。微脉则与涩脉不同,其脉微弱细软如禾芒,无论轻取重按,脉搏都细微得似有似无了。

主 病 诗

涩缘血少或伤精,反胃亡阳汗雨淋,
寒湿入营为血痹,女人非孕即无经。

寸涩心虚痛对胸,胃虚胁胀察关中,
尺为精血俱伤候,肠结溲淋或下红。

原注 涩主血少精伤之病,女子有孕为胎病,无孕为败血。杜光庭云:涩脉独见尺中,形同代,为死脉。

语译:涩脉主要见于血少或精伤之

---

① 秒芒:麦禾的尖芒,形容极细而微弱。

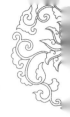

病。它如反胃呕吐，大汗亡阳，以致阴津耗失，血脉不得畅行，或血痹之病，寒湿入于营血，脉道阻滞难通等证，亦可见到涩脉。至于女人见有此脉，若是怀孕，则为血不养胎；若无怀孕，即为血枯经闭之证。

寸部脉涩，主心虚血少，以及心痛胸痹之证。关部脉涩，主脾胃虚弱，及气滞胁胀之证。尺部脉涩，主精血俱伤，及便秘、淋证或下部各种出血之证。

虚（阴）

虚脉迟大而软，按之无力，隐指豁豁然空。《脉经》

原注 崔紫虚云：形大力薄，其虚可知。《脉诀》言：寻之不足，举之有余。止言浮脉，不见虚状。杨仁斋言：状似柳絮，散漫而迟。滑氏言：散大而软。皆是散脉，非虚也。

语译：虚脉之来，搏动迟缓，其形大而虚软，重按则软弱无力，指下隐约有一种豁然空虚的感觉。

体状相类诗

举之迟大按之松,脉状无涯类谷空。

莫把芤虚为一例,芤来浮大似慈葱。

原注 虚脉浮大而迟,按之无力。芤脉浮大,按之中空。芤为脱血,虚为血虚。浮散二脉见浮脉。

语译: 虚脉之象,轻取则迟缓而形大,重按则松软而无力,甚至空虚无边,如同空谷一样。虚脉、芤脉不能相混,二脉皆浮大,但虚脉迟缓,重按则虚软无力,而芤脉则边实中空,如同捏按慈葱一样。

主 病 诗

脉虚身热为伤暑,自汗怔忡惊悸多。

发热阴虚须早治,养荣益气莫蹉跎。

血不荣心寸口虚,关中腹胀食难舒。

骨蒸痿痹伤精血,却在神门两部居。

原注《经》曰:血虚脉虚。曰:气来虚微为不及,病在内。曰:久病脉虚者死。

语译: 虚脉可见于多种虚证。如伤暑

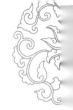

证，由于气津耗伤，可见脉虚而身热；脏腑气血虚弱，可见脉虚而自汗怔忡惊悸；若阴虚阳浮而发热，亦可出现虚脉。所以虚证应当及早治疗，一般可用益气养营之法，以补益正气之虚，慎勿拖延贻误病情。

寸部脉虚，主血虚心失所养的各种病证。关部脉虚，主脾胃气虚所致的腹胀食少等证。两尺部脉虚，主精血损伤所致的骨蒸劳热、痿痹等证。

实（阳）

实脉浮沉皆得，脉大而长微弦，应指幅幅然。《脉经》

原注 幅幅，坚实貌。《脉诀》言：如绳应指来。乃紧脉，非实脉也。

语译：实脉之来，轻取、重按皆可摸到。其脉宽大而长，略带弦象，应指幅幅然坚实有力。

体 状 诗

浮沉皆得大而长，应指无虚幅幅强。

热蕴三焦成壮火,通肠发汗始安康。

语译:实脉之来,无论轻取、重按都是宽大而长,应指幅幅然坚实有力,毫无空虚的感觉。实脉多是热蕴三焦所致的实火,故邪热在里者须泻下通肠,邪热在表者须发汗解表,只有驱邪外出,病人才能得安康。

相 类 诗

实脉浮沉有力强,紧如弹索转无常。
须知牢脉帮筋骨,实大微弦更带长。

原注 浮沉有力为实;弦急弹指为紧;沉而实大,微弦而长为牢。

语译:实脉当与紧脉、牢脉相区别。实脉之来,无论轻取、重按,脉皆有力而实强;紧脉之来,左右弹指,如切转动的绳索紧张无常;牢脉之来,部位深贴筋骨,必须用力重按才能摸到,其脉实大有力,微弦而带长。

主 病 诗

实脉为阳火郁成，发狂谵语吐频频。
或为阳毒或伤食，大便不通或气疼。

寸实应知面热风，咽疼舌强气填胸。
当关脾热中宫满，尺实腰肠痛不通。

原注《经》曰：血实脉实。曰：脉实者，水谷为病。曰：气来实强，是谓太过。《脉诀》言：尺实小便不禁。与《脉经》尺实小腹痛、小便难之说何反？洁古不知其谬，诀为虚寒，药用姜附，愈误矣。

语译：实脉属阳，乃火郁而成，故热闭心包之谵语，痰火扰心之发狂，胃火上逆之频频呕吐等证，皆可出现实脉。它如阳毒发斑、宿食内停、实热便秘、气滞胀疼等证，凡属阳盛火郁所致者，也能见到实脉。

寸部脉实，乃上焦风热壅盛，可见头面发热，咽痛舌强，胸中气满等症。关部脉实，乃中焦脾胃热滞，可见脘腹胀满等症。尺部脉实，乃下焦实热内蓄，可见腰痛、腹痛及便秘等症。

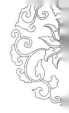

长（阳）

长脉不大不小，迢迢自若。^{朱氏}如揭长竿末梢，为平；如引绳，如循长竿，为病。《素问》

原注 长有三部之长、一部之长，在时为春，在人为肝。心脉长，神强气壮；肾脉长，蒂固根深。《经》曰：长则气治。皆言平脉也。

语译：长脉之来，既不太大也不太小，迢迢悠长之中带有柔和从容之象。若其脉如高举的长竿末梢那样，挺长而柔和，则为正常的脉象；若脉如牵拉的绳子一样紧张，或如循摸长竿一样硬直，虽长而无柔和之象，则为病脉。

体状相类诗

过于本位脉名长，弦则非然但满张。
弦脉与长争较远，良工尺度自能量。

原注 实、牢、弦、紧，皆兼长脉。

语译：长脉体长，往往超过寸关尺三部本位，其与弦脉有所不同，长脉虽长而

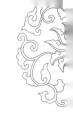

不紧急,弦脉却是紧急如张满的弓弦。弦、长两脉都带有长的形象,其二者之间的差别,好的医生自能分辨。

主 病 诗

长脉迢迢大小匀,反常为病似牵绳。

若非阳毒癫痫病,即是阳明热势深。

原注 长主有余之病。

语译:正常的长脉迢迢而长,大小调匀。若脉长而紧直,如牵拉的绳索,则为反常有病的脉象。其脉主实邪有余之证,如阳毒邪热炽盛,癫痫痰实内结,以及阳明实热便秘等。

短 (阴)

短脉不及本位。《脉诀》应指而回,不能满部。《脉经》

原注 戴同父云:短脉只见尺寸,若关中见短脉,上不通寸,下不通尺,是阴阳绝脉,必死矣。故关不诊短。黎居士云:长短未有定体,诸脉举按之,过①于本位者为长,不及本位者为短。长脉属肝,宜于春;短脉属肺,宜于秋。但诊肝肺,长短自见。短脉而两头无,中间有,不及本位,乃气不足以前导其血②也。

语译:短脉体短,不能满于尺寸本位,或短不及寸,或短不及尺,触之应指而回,不能满于寸口全部。

体状相类诗

两头缩缩名为短,涩短迟迟细且难。
短涩而浮秋喜见,三春为贼有邪干。

原注 涩、微、动、结,皆兼短脉。

语译:短脉之来,寸尺两头皆显短缩不足之象。短脉与涩脉虽然相似,但也有不同之处,短脉仅脉形短缩,涩脉则兼有迟细难行之象。短脉属肺,应于秋,若肺病于秋季见浮涩而短之脉,则病轻可喜;肝应于春,若肝病于春季见浮涩而短之

---

① 此上原有"附"字,据人卫本删。

② 短脉而两头无……前导其血:此四句21字原无,据光绪本及人卫本补。

脉,则是肝木为肺金所乘,其病必会加重。

主 病 诗

短脉惟于尺寸寻,短而滑数酒伤神。

浮为血涩沉为痃,寸主头疼尺腹疼。

原注《经》曰:短则气病。短主不及之病。

语译:短脉只在寸部、尺部才可摸到。若脉短而滑数,为酒热伤神。若脉浮而短缩,为精血涩少;若脉沉而短缩,为痃积气聚。寸部脉短,为精血不荣于上部,故主头疼;尺部脉短,为气血阻滞于下部,故主腹疼。

洪 (阳)

洪脉,指下极大。《脉经》来盛去衰。《素问》来大去长。通真子

原注 洪脉在卦为离,在时为夏,在人为心。《素问》谓之大,亦曰钩。滑氏曰:来盛去衰,如钩之曲,上而复下,应血脉来去之象,像万物敷布下垂之状。詹炎举言如环珠

者非。《脉诀》云：季夏宜之，秋季、冬季发汗通阳。俱非洪脉所宜，盖谬也。

语译：洪脉，指下感觉极其粗大，来势洪盛，去势衰减，要在较长的时间内才能慢慢消失。

体 状 诗

脉来洪盛去还衰，满指滔滔应夏时。
若在春秋冬月份，升阳散火莫狐疑。

语译：洪脉来势洪盛，去势衰减，触之如洪水之来滔滔满指，而与夏季炎热的气候相适应。如果在春、秋、冬季见此洪脉，则为阳热内郁的征象，当用升阳散火的方法治疗，不可犹豫而耽误了病情。

相 类 诗

洪脉来时拍拍然，去衰来盛似波澜。
欲知实脉参差处，举按弦长幅幅坚。

原注 洪而有力为实，实而无力为洪。

语译：洪脉的搏动，指下拍拍有力，来势盛大，去势衰减，好似波澜涌动一般。

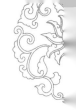

洪脉与实脉虽然相似,但也有不同之处,洪脉多在浮分,来盛去衰;而实脉无论轻取、重按,指下皆弦长而坚实有力。

主 病 诗

脉洪阳盛血应虚,相火炎炎热病居。
胀满胃翻须早治,阴虚泄痢可愁如①。

寸洪心火上焦炎,肺脉洪时金不堪。
肝火胃虚关内察,肾虚阴火尺中看。

原注 洪主阳盛阴虚之病,泄痢、失血、久嗽者忌之。《经》曰:形瘦脉大,多气者死。曰:脉大则病进。

语译:洪脉主阳热亢盛、阴血亏虚之证,如相火炎盛的热病,即多见洪脉。若属胃火亢盛所致的胀满、胃翻病证,则须及早治疗,以免损伤胃阴。若遇阴虚泄泻或痢疾等病,则是阴液已伤,热势犹存,其病难治,医家多愁。

寸部脉洪,主上焦有火,如心火上炎、

---

① 愁如:人卫本作"踌躇"。

肺热金伤等病。关部脉洪,主肝火亢盛、胃虚津伤。尺部脉洪,主肾虚精亏,阴火浮越。

微（阴）

微脉极细而软,按之如欲绝,若有若无。《脉经》 细而稍长。戴氏

原注《素问》谓之小。气血微则脉微。

语译:微脉,脉体极其细小而软弱,稍加重按,指下就像消失了一样,隐隐约约,似有似无。虽说微脉极其细弱,但指下仍可隐约摸到,其长如丝缕而未断绝。

体状相类诗

微脉轻微瞥瞥① 乎,按之欲绝有如无。

微为阳弱细阴弱,细比于微略较粗。

原注 轻诊即见,重按如欲绝者,微也。往来如线而常有者,细也。仲景曰:脉瞥瞥如羹上肥者,阳气微;萦萦如蚕丝细者,阴气

---

① 瞥瞥(pìpì):亦作"瞥瞥",小鱼漫游水中的样子。此喻其轻微。

衰;长病得之死,卒病得之生。

语译:微脉极其轻微,犹如小鱼漫游水中的样子,稍加重按,指下似有似无,就像断绝消失了一样。微脉与细脉相似而又不同,微脉极其微弱,指下若有若无,为阳气虚微欲绝;细脉较微脉略粗,虽细如蚕丝,但指下分明,为阴血亏虚之象。

主 病 诗

气血微兮脉亦微,恶寒发热汗淋漓。
男为劳极诸虚候,女作崩中带下医。

寸微气促或心悸,关脉微时胀满形。
尺部见之精血弱,恶寒消瘅痛呻吟。

原注 微主久虚血弱之病,阳微恶寒,阴微发热。《脉诀》云:崩①中日久肝阴竭②,漏下多时骨髓③枯。

———

① 崩:原作"岁",据四库本及人卫本改。

② 肝阴竭:原作"为白带",据光绪本及人卫本改。

③ 髓:原作"亦",四库本作"肉",均非,据人卫本改。

语译：微脉主阳气阴血诸虚之候，如阳气虚微则恶寒，阴血虚微则发热，阴阳虚脱则自汗淋漓。大凡男子脉微，多见于诸虚劳极之证；女子脉微，多见于崩中、带下等疾。

寸部脉微，主上焦心肺气虚，肺气虚则气短喘促，心气虚则惊悸怔忡。关部脉微，主中焦脾胃气虚，脾虚不能运化水谷，故见胀满之症。尺脉微，主下焦肾气虚乏，元阳虚则恶寒腹痛，元阴虚则消渴多饮。

紧（阳）

紧脉来往有力，左右弹人手。《素问》如转索无常。仲景数如切绳。《脉经》如纫箅线 ①。丹溪

原注 紧乃热为寒束之脉，故急数如此，要有神气。《素问》谓之急。《脉诀》言寥寥入尺来，崔氏言如线，皆非紧状。或以浮紧为

————————

① 纫箅（pái 牌）线：穿连水中木筏的绳线。箅，大筏。

弦,沉紧为牢,亦近似耳。

　　语译:紧脉,来去有力,左右绞急而弹人手指。摸起来就像转动无常的绳索。按之急数,好像按在绞转的绳子上一样。又如按在牵连大筏的绳线上那样紧急有力。

体　状　诗

　　举如转索切如绳,脉象因之得紧名。
　　总是寒邪来作寇,内为腹痛外身疼。

　　语译:紧脉之来,无论轻取、重按,都像摸在转动的绳索上一样紧急有力,故称为紧脉。紧脉的出现,大都是寒邪所引起,寒性收引,易阻滞经脉气血,引起疼痛,故寒凝于内则腹痛,寒客于外则身疼。

相　类　诗 <small>见弦、实。</small>

主　病　诗

　　紧为诸痛主于寒,喘咳风痫吐冷痰。
　　浮紧表寒须发越,紧沉温散自然安。

寸紧人迎气口分,当关心腹痛沉沉,

尺中有紧为阴冷,定是奔豚与疝疼。

原注 诸紧为寒为痛。人迎紧盛伤于寒,气口紧盛伤于食,尺紧痛居其腹。沉乃疾在其腹①。中恶浮紧,咳嗽沉紧,皆主死。

语译:凡是紧脉,都是寒邪所致,故以疼痛为主证。此外,肺寒喘咳,肝寒风痛,脾胃受寒吐冷痰涎等,也可见到紧脉。一般而言,浮紧主表寒,当发散风寒;沉紧主里寒,当温阳散寒。

寸部脉紧,当分人迎、气口。古人认为,左寸为人迎,右寸为气口。左寸人迎脉紧,为外感寒邪;右寸气口脉紧,为内伤饮食。关部脉紧,主中焦有寒,故见脘腹痛甚。尺中脉紧,主下焦阴寒内结,可见奔豚气从少腹上冲心胸,或寒疝腹痛牵引睾丸等病。

---

① 沉乃疾在其腹:人卫本无此 7 字。疑衍。

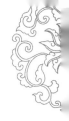

缓（阴）

缓脉，去来小快于迟。《脉经》一息四至。戴氏　如丝在经，不卷其轴，应指和缓，往来甚匀。张太素如初春杨柳舞风之象。杨玄操　如微风轻飐①柳梢。滑伯仁

原注 缓脉在卦为坤，在时为四季，在人为脾。阳寸、阴尺，上下同等，浮大而软，无有偏胜者，平脉也。若非其时，即为有病。缓而和匀，不浮不沉，不疾不徐，不微不弱者，即为胃气。故杜光庭云：欲知死期何以取，古贤推定五般土。阳土须知不遇阴，阴土遇阴当细数。详《玉函经》。

语译：缓脉的搏动，来来往往稍快于迟脉，一呼一吸之间脉动四次。其脉动之形，如编排经卷的丝线一样，若不卷其轴，其丝线应指和缓而不紧张，往来非常均匀。又如初春的杨柳在风中飘舞一样柔和舒缓，或如微风吹拂柳梢一样轻柔。

---

① 飐（zhǎn 展）：风吹物使其颤动。

体 状 诗

缓脉阿阿四至通,柳梢袅袅飐轻风。

欲从脉里求神气,只在从容和缓中。

语译:缓脉柔和舒缓,一呼一吸之间脉动四次。其轻柔和缓之象,犹如柳梢被微风吹拂一样袅袅飘动。正常的缓脉为有神气之脉,故欲知脉中是否有神气,只要诊察脉搏是否从容和缓、均匀有力就可以知道了。

相 类 诗 见迟脉。

主 病 诗

缓脉营衰卫有余,或风或湿或脾虚。

上为项强下痿痹,分别浮沉大小区。

寸缓风邪项背拘,关为风眩胃家虚。

神门濡泄或风秘,或是蹒跚足力迂。

原注 浮缓为风,沉缓为湿,缓大风虚,缓细湿痹,缓涩脾虚,缓弱气虚。《脉诀》言:缓主脾热口臭、反胃、齿痛、梦鬼之病。出自杜撰,与缓无关。

语译：风邪袭表，营气衰弱，卫气有余，可见缓脉。湿滞经脉，或脾气虚弱，亦见缓脉。缓脉主病有上、下之分，当参合浮、沉加以区别。如脉浮缓，为风湿在上，可见项背强直之症；如脉沉缓，为寒湿在下，可见痿、痹等证。

寸部脉缓，主风邪在上，故见项背拘急等症。关部脉缓，主肝胃之病，其中左关脉缓，为肝风上扰而头眩；右关脉缓，为胃气虚弱而少食。尺部脉缓，主下焦之病，若肾虚湿盛则濡泻，肾虚津亏则便秘，湿滞经脉则为痿为痹，蹒跚难行。

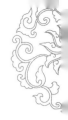

芤（阳中阴）

芤脉浮大而软，按之中央空，两边实。《脉经》中空外实，状如慈葱。

原注 芤，慈葱也。《素问》无芤名。刘三点云：芤脉何似？绝类慈葱，指下成窟，有边无中。戴同父云：营行脉中，脉以血为形，芤脉中空，脱血之象也。《脉经》云：三部脉芤,长病得之生,卒病得之死。《脉诀》言:两头有,中间无。是脉断截矣。又言主淋沥、气入小肠。与失血之候相反,误世不小。

语译:芤脉轻取大而软,重按则觉中空而两边实。芤本慈葱之名,其脉形中空外实,像慈葱一样,故称芤脉。

体 状 诗

芤形浮大软如葱,按之旁有中央空。

火犯阳经血上溢,热侵阴络下流红。

语译:芤脉多在浮分,它的形状豁大而虚软,好像慈葱一样,切按时总是两边有脉而中央空虚无脉。芤脉多是突然脱血脉道空虚所致,故凡出现芤脉,要么是火犯阳经,血液上溢,导致了吐血、衄血、咯血等上部出血;要么是热侵阴络,血液下流,导致了便血、尿血、崩漏等下部出血。

相 类 诗

中空旁实乃为芤,浮大而迟虚脉呼。

芤更带弦名曰革,芤为失血革血虚①。

语译:芤脉与虚脉、革脉有些相似,应当加以区别。其中,芤与虚脉皆有浮大之象,但芤脉是中央空而两边实,虚脉是中央不空,只是宽大无力而兼迟。芤脉和革脉都有外实内虚的特点,但芤外实而虚软,革脉外实带有弦急之象。另外,芤脉主突然大脱血,其病为急;革脉主久病血虚精亏,其病为缓。

主 病 诗

寸芤积血在于胸,关里逢芤肠胃痈。
尺部见之多下血,赤淋红痢漏崩中。

语译:寸部脉芤,主上部失血蓄积于胸中。关部脉芤,主肠胃痈证脓溃血出。尺部脉芤,主下部各种失血,如血淋尿血、赤痢便血,及妇女崩漏等。

---

① 芤为失血革血虚:原作"血亡芤革血虚虚",据光绪本及人本改。然据芤脉之义,若作"血亡为芤革血虚"更妥。

弦（阳中阴）

　　弦脉端直以长。《素问》 如张弓弦。《脉经》按之不移，绰绰如按琴瑟弦。巢氏 状若筝弦。《脉诀》从中直过，挺然直下。《刊误》

　　原注 弦脉在卦为震，在时为春，在人为肝。轻虚以滑者平；实滑如循长竿者病；劲急如新张弓弦者死。池氏曰：弦紧而数劲为太过，弦紧而细为不及。戴同父曰：弦而软，其病轻；弦而硬，其病重。《脉诀》言：时时带数。又言：脉紧状绳牵。皆非弦象，今削之。

　　语译：弦脉有两个特征：一是挺直而长，按之不移，从脉道中间直过，挺然于指下。二是紧张劲急有力，像新张开的弓弦，又像按在琴瑟弦或筝弦上。

体　状　诗

　　弦脉迢迢端直长，肝经木旺土应伤。
　　怒气满胸常欲叫，翳蒙瞳子泪淋浪。
　　语译：弦脉应肝，其脉迢迢然挺直而长，乃是肝经木旺的象征。木旺必克脾土,从而影响脾胃的运化。肝主怒,脉弦肝旺,故常怒气满胸,时欲呼叫。肝开窍于目,肝火或肝经风热上攻,则见目赤肿痛,昏蒙翳障,迎风流泪等证。

相 类 诗

弦来端直似丝弦,紧则如绳左右弹。
紧言其力弦言象,牢脉弦长沉伏间。

原注 又见长脉。

语译: 弦脉挺直而长,按之就像琴瑟上的丝弦一样直而劲急。它与紧脉有很大的不同,紧脉如绷紧绞转的绳子一样左右弹指,故紧脉是言其紧绷有力,弦脉是言其挺直之象。至于牢脉,与弦脉亦自不同,牢脉虽然弦长,但其部位深沉,常见于沉伏之间,须用力推筋着骨才能摸到。

主 病 诗

弦应东方肝胆经,饮痰寒热疟缠身。
浮沉迟数须分别,大小单双有重轻。

寸弦头痛膈多痰，寒热癥瘕察左关；

关右胃寒心腹痛，尺中阴疝脚拘挛。

原注 弦为木盛之病，浮弦支饮外溢，沉弦悬饮内痛。疟脉自弦。弦数多热，弦迟多寒。弦大主虚，弦细拘急。阳弦头痛，阴弦腹痛。单弦多癖，双弦寒痼。若不食者，木来克土，必难治。

语译：弦脉应东方，主肝胆经的疾病，多见痰饮、寒热往来、疟疾等病证。又须根据浮沉、迟数、大小、单双等相兼脉象，区分所主的不同疾病。如浮弦为支饮，沉弦为悬饮，弦数多热证，弦迟多寒证，弦大多虚证，弦细多拘挛，单手脉弦为饮癖，双手脉弦为痼寒等等。

寸部脉弦，主上焦之病，如头痛、痰滞胸膈等。左关属肝胆，故左关脉弦，多见寒热往来、癥瘕积聚等肝胆经病；右关属脾胃，故右关脉弦，多见胃寒、心腹冷痛等脾胃病变。尺部脉弦主下焦之病，如阴疝腹痛、两脚拘挛等。

革（阴）

革脉弦而芤。<small>仲景</small>　如按鼓皮。<small>丹溪</small>

原注 仲景曰：弦则为寒，芤则为虚，虚寒相搏，此名曰革。男子亡血失精，妇人半产漏下。《脉经》曰：三部脉革，长病得之死，卒病得之生。时珍曰：此即芤、弦二脉相合，故均主失血之候。诸家脉书，皆以为牢脉，故或有革无牢，有牢无革，混淆不辨。不知革浮牢沉，革虚牢实，形证皆异也。又按《甲乙经》曰：浑浑革革，至如涌泉，病进而危；弊弊绵绵，其去如弦绝者，死。谓脉来浑浊革变，急如涌泉，出而不反也。王贶以为溢脉，与此不同。

语译：革脉乃是弦脉与芤脉相合而成，其脉见于浮分，中空边实而弦急，如同按在鼓皮上一样。

体状主病诗

革脉形如按鼓皮，芤弦相合脉寒虚。
女人半产并崩漏，男子营虚或梦遗。

语译:革脉的形态就像按在鼓皮上一样,轻取时坚急,重按时空虚,乃为弦、芤相合出现的脉象。一般而言,革脉多主虚寒相搏,其在女子可见小产、崩漏等疾;其在男子,可见营血亏损、梦遗滑精等病。

相 类 诗 见芤、牢。

牢(阴中阳)

牢脉似沉似伏,实大而长微弦。《脉经》

原注 扁鹊曰:牢而长者,肝也。仲景曰:寒则牢坚。有牢固之象。沈氏曰:似沉似伏,牢之位也;实大弦长,牢之体也。《脉诀》不言形状,但云寻之则无,按之则有。云脉入皮肤辨息难,又以牢为死脉,皆孟浪谬误。

语译:牢脉沉潜于下,似沉脉又似伏脉,必须用力重按,甚至推筋着骨才能摸到。其脉长大有力,略带弦象,颇有坚实牢固的意思。

体状相类诗

弦长实大脉牢坚,牢位常居沉伏间。

革脉芤弦自浮起,革虚牢实要详看。

语译:牢脉弦长,坚实宽大而有力,部位下居于沉脉与伏脉之间。牢脉与革脉有明显的不同,不可混为一谈。革脉外弦急而内中空,为弦、芤相合的脉象,且脉出现在浮分;而牢脉部位下居于沉、伏之间,且实大坚牢。二者所主的疾病也不相同,革脉主虚证,牢脉主实证。故两者应当仔细分辨。

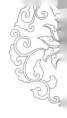

主 病 诗

寒则牢坚里有余,腹心寒痛木乘脾。

疝癫癥痕何愁也,失血阴虚却忌之。

原注 牢主寒实之病,木实则为痛。扁鹊云:软为虚,牢为实。失血者,脉宜沉细,反浮大而牢者死,虚病见实脉也。《脉诀》言:骨间疼痛,气居于表。池氏以为肾传于脾,皆谬妄不经。

语译:牢脉主沉寒里实有余的病证,

多见于肝郁乘脾所致的心腹寒实疼痛。由于牢脉主里实，故凡疝癥、癥瘕等里实之证出现牢脉者，乃脉证相符，诊治尚易，无须发愁。如果失血、阴虚等虚弱病证出现牢脉，则为脉证相反，邪盛正衰，诊治亦难，最当忌讳。

濡 即软字（阴）

濡脉极软而浮细，如帛在水中，轻手相得，按之无有。《脉经》 如水上浮沤①。

原注 帛浮水中，重手按之，随手而没之象。《脉诀》言：按之似有举还无。是微脉，非濡也。

濡脉在浮分，极细软而无力，像丝帛或水泡飘浮在水面上一样，轻手触摸才可得到，稍微用力便摸不着了。

体 状 诗

濡形浮细按须轻，水面浮绵力不禁。
病后产中犹有药，平人若见是无根。

---

① 沤（ōu 欧）：水泡。

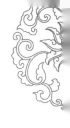

语译：濡脉浮而细软无力，必须轻轻触摸才可得到，如同水面上飘浮的丝绵一样不禁重力。若为大病之后，或妇人产褥中见到此脉，为虚证见虚脉，脉证相合，尚可医治。若平常之人见此脉象，多为脾肾两虚，根本不固，必须及早防治，以免后患。

相 类 诗

浮而柔细知为濡，沉细而柔作弱持。

微则浮微如欲绝，细来沉细近于微。

原注 浮细如绵曰濡，沉细如绵曰弱，浮而极细如绝曰微，沉而极细不断曰细。

语译：濡脉当与弱脉、微脉、细脉相区别。一般地说，浮而细软无力的，谓之濡脉；沉而细软无力的，谓之弱脉；浮而极细极微似有似无的，谓之微脉；沉而细微指下分明的，谓之细脉。

主 病 诗

濡为亡血阴虚病，髓海丹田暗已亏。

汗雨夜来蒸入骨，血山崩倒湿侵脾。

寸濡阳微自汗多，关中其奈气虚何。

尺伤精血虚寒甚，温补真阴可起疴。

原注 濡主血虚之病。又为伤湿。

语译：濡脉主要见于阴虚亡血、肾虚精亏的病证。如髓海空虚之耳鸣，元阳不足之滑精，阴虚火旺之盗汗骨蒸，妇女经血亏损之血崩等。此外，濡又主湿证，故湿邪困脾之腹胀泄利也能见到濡脉。

寸部脉濡，主卫阳虚微，表气不固，故多自汗。关部脉濡，主脾胃气虚，运化无力，可见食少腹泻。尺部脉濡，主下焦精血虚寒，可见滑精阳痿、骨蒸盗汗、崩漏带下，故当用温补元阳或填补真阴之法治疗，才可治愈沉疴。

弱（阴）

弱脉极软而沉细，按之乃得，举手无有。《脉经》

原注 弱乃濡之沉者。《脉诀》言轻手乃得。黎氏譬如浮沤。皆是濡脉，非弱也。《素

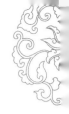

问》曰：脉弱以滑，是有胃气；脉弱以涩，是谓久病。病后老弱见之顺，平人少年见之逆。

语译：弱脉极其软弱而沉细，必须重按才可摸到，轻取则摸不到脉搏。

体 状 诗

弱来无力按之柔，柔细而沉不见浮。

阳陷入阴精血弱，白头犹可少年愁。

语译：弱脉柔细无力，重按才可摸到，只见于沉分而不见于浮分。弱脉主阳衰气陷、精血亏虚之病，若老人见此脉象，为年老阳虚体衰，脉与体质相宜，犹可理解；若青少年见此脉象，则为精血亏损，未老先衰之像，实在令人担忧。

相 类 诗 见濡脉。

主 病 诗

弱脉阴虚阳气衰，恶寒发热骨筋痿，

多惊多汗精神减，益气调营急早医。

寸弱阳虚病可知，关为胃弱与脾衰，

欲求阳陷阴虚病,须把神门两部推。

原注 弱主气虚之病。仲景曰:阳陷入阴,故恶寒发热。又云:弱主筋,沉主骨,阳浮阴弱,血虚筋急。柳氏曰:气虚则脉弱,寸弱阳虚,尺弱阴虚,关弱胃虚。

语译:弱脉多由阴精亏虚、阳气衰微所致。如阳虚则恶寒,阴虚则发热。精血亏虚,筋骨失养,则筋骨痿弱不用。至于血虚惊悸,气虚多汗,精亏神减诸病,亦均可出现弱脉。治疗上述虚脉所主疾病,必须及早应用补益阳气、滋养阴血的方法,以免疾病进一步发展恶化。

寸部脉弱,主上焦心肺阳虚。关部脉弱,主中焦脾胃气虚。两尺脉弱,主下焦阳衰气陷及阴精亏虚之病。

散（阴）

散脉大而散,有表无里①。《脉经》 涣漫不

---

① 有表无里:表指浮部,里指沉部。即轻取觉虚大,重按摸不到。

收。崔氏 无统纪,无拘束①,至数不齐。或来多去少,或去多来少。涣散不收,如杨花散漫之象。柳氏

原注 戴同父曰:心脉浮大而散,肺脉短涩而散,平脉也。心脉软散,怔忡;肺脉软散,汗出;肝脉软散,溢饮;脾脉软散,胻肿。病脉也。肾脉软散,诸病脉代散,死脉也。《难经》曰:散脉独见则危。柳氏曰:散为气血俱虚,根本脱离之脉。产妇得之生,孕妇得之堕。

语译: 散脉虚大而涣散,仅在于浮分,轻取觉大,重按则无。散漫无统,没有规则,没有约束,至数不整齐,来去不固定,或来疾去迟,或去疾来迟,好似杨花柳絮漫天飞舞一样散漫而无根。

体 状 诗

散似杨花散漫飞,去来无定至难齐。
产为生兆胎为堕,久病逢之不必医。

语译: 散脉好似杨花漫天飞舞散漫无

① 无统纪,无拘束:指脉来散漫。

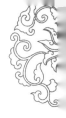

根,来去快慢不定,至数难齐。产妇见此脉象,为将要生产的征象;孕妇见此脉象,为将要堕胎的先兆。久病逢此脉象,为阴阳离决的危候,医治已经无用而没有必要了。

相 类 诗

散脉无拘散漫然,濡来浮细水中绵。
浮而迟大为虚脉,芤脉中空有两边。

语译:散脉与濡脉、虚脉、芤脉都可在浮分见到,故应加以区别。散脉浮而虚大,脉来不齐,散漫无根;濡脉浮细无力,如同水面上飘浮的丝绵一样;虚脉浮而迟大无力;芤脉浮而中空边实。

主 病 诗

左寸怔忡右寸汗,溢饮左关应软散;
右关软散胻肿胕,散居两尺魂应断。

语译:左寸脉散,主心阳虚,多见怔忡;右寸脉散,主肺卫阳虚,多见自汗。左关软散,主肝病乘脾,多见水泛溢饮;右关软散，主脾病湿停，多见足胫浮肿。两尺脉散，主元气不固，魂魄离散，病已危急难救。

细（阴）

细脉小，大①于微而常有，细直而软，若丝线之应指。《脉经》

原注《素问》谓之小。王启玄言：如莜蓬，状其柔细也。《脉诀》言：往来极微。是微反大于细矣，与经相背。

语译：细脉细小，大于微脉而指下常可摸到。其脉细直而软，像丝线应指那样，虽细而不断绝，可以明显摸到。

体状诗

细来累累细如丝，应指沉沉无绝期。
春夏少年俱不利，秋冬老弱却相宜。

语译：细脉累累连连细如丝线，重按指下虽细而不断绝。若春夏阳盛时节见到此脉，或少年气血旺盛之期而遇此脉，

---

① 大：原无，据《脉经》卷一第一补。

为脉不应时、应体，均属逆象，与人不利。若秋冬阳衰时节，或老弱气血不足之人遇此脉象，则为脉时、脉体相应，只要注意补养，自能保持健康。

相 类 诗 见微、濡。

主 病 诗

细脉萦萦血气衰，诸虚劳损七情乖。
若非湿气侵腰肾，即是伤精汗泄来。

寸细应知呕吐频，入关腹胀胃虚形。
尺逢定是丹田冷，泄痢遗精号脱阴。

原注《脉经》曰：细为血少气衰，有此证则顺，否则逆。故吐衄得沉细者生，忧劳过度者脉亦细。

语译：细脉萦萦细小，为气血衰少之征，凡诸虚劳损多有此脉。若七情郁结，本当脉弦，而反细者，则精血虚少之征，其病为逆。它如湿邪下注，侵及腰肾，或失精、汗泄等多种虚证，亦可见到细脉。

寸部脉细，乃为呕吐频繁，伤耗阴液。

关部脉细,乃为脾胃虚弱,运化无力,多见脘腹胀闷。尺部脉细,可见于肾阳虚衰,小腹寒冷;也可见于泄痢、遗精,阴液耗损。

伏(阴)

伏脉重按着骨,指下裁① 动。《脉经》脉行筋下。《刊误》

原注《脉诀》言:寻之似有,定息全无。殊为舛谬。

语译:伏脉必须用力重按至骨,指下才能感觉到脉搏的跳动,这是因为伏脉行于筋下深部的缘故。

体 状 诗

伏脉推筋着骨寻,指下裁动隐然深。

伤寒欲汗阳欲解,厥逆脐疼证属阴。

语译:伏脉部位深沉,必须推筋至骨寻找,才能于指下隐约触到脉搏的跳动。伤寒见此脉象,乃为阳被寒郁,必将战汗而

———————

① 裁:通"才"。

解。若见四肢厥逆,脐腹冷痛等症,则属阴寒内盛的阴证了。

相 类 诗 见沉脉。

主 病 诗

伏为霍乱吐频频,腹痛多缘宿食停。
蓄饮老痰成积聚,散寒温里莫因循。

食郁胸中双寸伏,欲吐不吐常兀兀①,
当关腹痛困沉沉,关后疝疼还破腹。

原注 伤寒,一手脉伏曰单伏,两手脉伏曰双伏。不可以阳证见阴为诊,乃火邪内郁,不得发越,阳极似阴,故脉伏,必有大汗而解。正如久旱将雨,六合②阴晦,雨后庶物皆苏之义。又有夹阴伤寒,先有伏阴在内,外复感寒,阴盛阳衰,四肢厥逆,六脉沉伏,须投姜附及灸关元,脉乃复出也。若太溪、冲阳皆无脉者,必死。《脉诀》言:徐徐发汗。洁古以附子细辛麻黄汤主之。皆非也。刘元宾曰:

---

① 兀兀(wùwù 勿勿):昏沉的样子。
② 六合:天、地、四方,谓之"六合"。

伏脉不可发汗。

语译:伏脉为邪气郁结在里所致,故凡霍乱邪郁,频频呕吐;宿食内积,阵阵腹痛,以及蓄饮老痰停滞,气血久瘀积聚等病,均可出现伏脉。治疗上述病证,一般应以散寒温里为法。但导致脉伏的病因复杂,未必全部遵循这一种治法,而应视病情灵活掌握。

两手寸部脉伏,主食积胃脘,胸中不舒,故见泛泛欲吐而不能吐,心中十分难受。关部脉伏,主中焦寒湿停聚,故见腹痛沉困。尺部脉伏,主下焦寒凝气滞,故见剧烈疝疼如刀割一般。

动 (阳)

动乃数脉见于关,上下无头尾,如豆大,厥厥动摇。

原注 仲景曰:阴阳相搏名曰动,阳动则汗出,阴动则发热,形冷恶寒,此三焦伤[①]也。

---

① 伤:原作"阳",据四库本及人卫本改。

成无己曰：阴阳相搏则虚者动,故阳虚则阳动,阴虚则阴动。庞安常曰：关前三分为阳,后三分为阴,关位半阴半阳,故动随虚见。《脉诀》言：寻之似有,举之还无,不离其处,不往不来,三关沉沉。含糊谬妄,殊非动脉。詹氏言其形鼓动如钩、如毛者,尤谬。

语译：动脉乃数脉见于关部,前没有头,后没有尾,形如豆粒大小,厥厥而摇动。

体 状 诗

动脉摇摇数在关,无头无尾豆形团。
其原本是阴阳搏,虚者摇兮胜者安。

语译：动脉摇摇而动,乃数脉见于关部,像无头无尾的圆形豆粒一样。动脉本是阴阳相互搏击所致,往往虚的一方脉气动摇,胜的一方脉气安定。此即所谓动随虚见,阳虚则阳动,阴虚则阴动。

主 病 诗

动脉专司痛与惊,汗因阳动热因阴。
或为泄痢拘挛病,男子亡精女子崩。

原注 仲景曰:动者为痛为惊。《素问》曰:阴虚阳搏谓之崩。又曰:妇人手少阴脉动甚者,妊子也。

语译:动脉主要见于痛证和惊证。但阳不胜阴的汗出,阴不胜阳的发热,以及阳虚、阴盛的泄痢、拘挛,或阴虚阳扰的男子亡精、女子血崩等证,也可见到动脉。

促(阳)

促脉来去数,时一止复来。《脉经》 如蹶之趣①,徐疾不常。黎氏

原注《脉经》但言数而止为促。《脉诀》乃云并居寸口,不言时止者,谬矣。数止为促,缓止为结,何独寸口哉!

语译:促脉为数脉之类,来去快数,时有歇止,止无定数,随即复来。好像行走的人,一会跌倒,一会疾走,快慢不匀,间歇而无规律。

① 蹶(jué 觉)之趣(cù 促):蹶,跌倒。趣,急走。此指脉来不匀,时有间歇。

体 状 诗

促脉数而时一止,此为阳极欲亡阴。

三焦郁火炎炎盛,进必无生退可生。

语译:促脉数而时有歇止,此为阳盛耗阴、阴液欲竭之象,病主三焦郁火内盛。若促脉加重,主病进而阴竭,则已无生机;若促脉减轻,主病退而阴存,尚有一线生机。

相 类 诗 见代脉。

主 病 诗

促脉惟将火病医,其因有五细推之。

时时喘咳皆痰积,或发狂斑与毒疽。

原注 促主阳盛之病。促、结之因,皆有气、血、痰、饮、食五者之别,一有留滞,则脉必见此也。

语译:促脉主病的治疗,应着眼于火热内结,其因多由气、血、痰、饮、食五者郁结而成。若见时时喘咳多痰的,乃为痰积;若见发狂、发斑与毒疽的,多为火热内炽。临床应仔细加以推辨。

结（阴）

结脉往来缓,时一止复来。《脉经》

原注《脉诀》言:或来或去,聚而却还。与结无关。仲景有累累如循长竿曰阴结,蔼蔼如车盖曰阳结。《脉经》又有如麻子动摇,旋引旋收,聚散不常者曰结,主死。此三脉,名同实异也。

语译:结脉属缓脉之类,来去缓慢,时有歇止,止无常数,随即复来。

体 状 诗

结脉缓而时一止,浊阴偏盛欲亡阳。

浮为气滞沉为积,汗下分明在主张。

语译:结脉搏动缓慢而时有歇止,主浊阴偏盛、阳气将亡之证。脉浮结乃为阳气郁滞;脉沉结乃为积聚内停。阳气郁滞者,当发汗通阳;积聚内停者,当泄下通腑。

相　类　诗 见代脉。

主　病　诗

结脉皆因气血凝，老痰结滞苦沉吟。

内生积聚外痈肿，疝瘕为殃病属阴。

原注 结主阴盛之病。越人曰：结甚则积甚，结微则积①微。浮结外有痛积，伏结内有积聚。

语译：结脉多由气血凝滞所致。凡老痰凝结，内生积聚，外生痈肿，阴寒疝瘕等病，均能阻滞气血运行而出现结脉。

代 （阴）

代脉动而中止，不能自还，因而复动。仲景 脉至还入尺，良久方来。吴氏

原注 脉一息五至，肺、心、脾、肝、肾五脏之气皆足五十动而一息②，合大衍之数③，谓

---

① 积：原作"气"，据光绪本及人卫本改。

② 一息：诸本同。然据文义似当作"不止"。

③ 大衍之数：《易·系辞上》云："大衍之数五十。"韩康伯注："演天地之数，所赖者五十也。"

之平脉。反此则止乃见焉。肾气不能至，则四十动一止；肝气不能至，则三十动一止。盖一脏之气衰，而他脏之气代至也。《经》曰：代则气衰。滑伯仁曰：若无病，羸瘦脉代者，危脉也。有病而气血乍损，气不能续者，只为病脉。伤寒心悸脉结代者，复脉汤主之。妊娠脉代者，其胎百日。代之生死，不可不辨。

语译：所谓代脉，是指在脉搏的跳动中时有歇止，且歇止后不能马上复动，而是停一会才能再动。其脉歇止时，好像血液都回流到尺泽里去了，很久才能返回，故而脉搏良久复动。

体 状 诗

动而中止不能还，复动因而作代看。

病者得之犹可疗，平人却与寿相关。

语译：在脉搏的跳动中定期有歇止，歇止后不能马上补偿复来，而是停一会脉再搏动的，应视为代脉。若病人见到此种脉象，乃是脏气虚衰，疾病所为，尚可治疗。若平时无病之人遇此脉象，则为脏气突然损伤，往往是导致猝死的原因，应特别引起警惕。

相类诗

数而时止名为促，缓止须将结脉呼。

止不能回方是代，结生代死自殊涂①。

原注 促、结之止无常数，或二动、三动，一止即来。代脉之止有常数，必依数而止，还入尺中，良久方来也。

语译：促脉属数脉之类，是脉动快数而时有歇止；结脉属缓脉之类，脉动缓慢而时有歇止。二者均止无常数，且可自行补偿其缺失之脉，很快即能复来。而代脉则是止有常数，且歇止后不能自还，须停片时才能复来。故结脉病轻易治，代脉病重多危，二者预后大不相同。

主病诗

代脉原因脏气衰，腹疼泄痢下元亏。

或为吐泻中宫病，女子怀胎三月兮。

---

① 涂：通"途"。

原注 《脉经》曰：代散者死。主泄及便脓血。

语译：代脉是由于脏气虚衰所致，如下元亏损之腹痛、泄痢，或脾胃气败之呕吐、泄泻等，皆可见到代脉。若女子怀孕三月见此脉象，乃为气血养胎所致，为暂时性气血不足，不可与脏气虚衰等视。

五十不止身无病，数内有止皆知定。

四十一止一脏绝，四年之后多亡命。

三十一止即三年，二十一止二年应。

十动一止一年殂，更观气色兼形证。

两动一止三四日，三四动止应七日。

五六一止七八朝，次第推之自无失。

原注 戴同父曰：脉必满五十动，出自《难经》，而《脉诀》五脏歌，皆以四十五动为准，乖于《经》旨。柳东阳曰：古以动数候脉，是吃紧语。须候五十动，乃知五脏缺失。今人指到腕臂即云见也，夫五十动，岂弹指间事耶？故学者当诊脉、问证、听声、观色，斯备四诊而无失。

语译：若脉搏五十动而不一止者，为正常脉象，人多无病。若在一定至数内有歇止，则主病亦有定数。如四十动而时一止者，一脏气绝，四年之后五脏气绝，故多亡命而死；三十动而时一止者，二脏气绝，三年后多死；二十动而时一止者，三脏气绝，二年多死；十动而时一止者，四脏气绝，则一年后多死。除此之外，还要结合观色、察形、问证，四诊合参，以判断病之轻重及预后。

二动而一止者，三四日死；三四动而一止者，六七日死；五六动而一止者，七八日死。依次类推，是不会有差错的。

附：《脉诀》考证

《脉诀》非叔和书

晦庵朱子曰：古人察脉非一道，今世惟守寸关尺之法。所谓关者多不明，独俗传《脉诀》，词最鄙浅，非叔和本书，乃能直指高骨为关。然世之高医，以其书赝，遂委弃而羞言之。跋郭长阳书

东阳柳贯曰：王叔和撰《脉经》十卷，为医家一经，今《脉诀》熟在人口，直谓叔和所作，不知叔和西晋时尚未有歌括，此乃宋之中世人伪托，以便习肄尔。朱子取其高骨为关之说，不知其正出《脉经》也。

庐陵谢缙翁曰：今称叔和《脉诀》，不知起于何时，宋熙宁初校正《脉经》，尚未有此，陈孔硕始言《脉诀》出而《脉经》隐，则《脉诀》乃熙宁以后人作耳。惟陈无择

《三因方》，言高阳生剽窃作歌诀，刘元宾从而和之，其说似深知《脉经》者。而又自著七表八里九道之名，则陈氏亦未尝详读《脉经》矣。

河东王世相曰：诊候之法不易精也。轩岐微蕴，越人、叔和撰《难经》《脉经》，犹未尽泄其奥，五代高阳生著《脉诀》，假叔和之名，语多抵牾，辞语鄙俚，又被俗学妄注，世医家传户诵，茫然无所下手，不过借此求食而已，于诊视何益哉！

云间钱溥曰：晋太医令王叔和著《脉经》，其言可守而不可变。及托叔和《脉诀》行，而医经之理遂微。盖叔和为世所信重，故假其名而得行耳。然医道之日浅，未必不由此而误也。

七表八里九道之非

金陵戴起宗曰：脉不可以表里定名也。轩岐、越人、叔和皆不言表里，《脉诀》窃叔和之名，而立七表八里九道，为世大惑。脉之变化从阴阳生,但可以阴阳对待而言,各从其类,岂可以一浮二沉为定序,而分七、八、九之名乎?大抵因浮而见者皆为表,因沉而见者皆为里,何拘于七、八、九哉!庐山刘立之以浮、沉、迟、数为纲,以教学者,虽似捷径,然必博学反约,然后能入脉妙,若以此自足,亦画矣。

撄宁滑寿曰:脉之阴阳表里,以对待而为名象也。高阳生之七表、八里、九道,盖凿凿也,求脉之明,为脉之晦。

谢氏曰:《脉经》论脉二十四种,初无表里九道之目,其言芤脉,云中央空两边实,云芤则为阴。而《脉诀》以芤为七表属阳。云中间有,两头无。仲景脉法云:浮、大、数、动、滑为阳,沉、涩、弱、弦、微为阴,而《脉诀》以动为阴,以弦为阳。似此背误颇多,则《脉诀》非叔和书可推矣。

草庐吴澄曰:俗误以《脉诀》为《脉经》,而王氏《脉经》知者或鲜,脉书往往混牢、革为一,夫牢为寒实,革为虚寒,安可混乎？脉之浮沉、虚实、紧缓、数迟、滑涩、长短之相反，匹配自不容易，况有难辨，如洪、散俱大，而洪有力；微、细俱小，而微无力；芤类浮，而边有中无；伏类沉，而边无中有；若豆粒而摇摇不定者，动也；若鼓皮而如如不动者，革也。俱对待也。又有促、结、代，皆有止之脉，促疾、结缓，故可为对，代则无对。总之凡二十七脉，不止于七表、八里、九道二十四脉也。详《文集》

濒湖李时珍曰：《脉经》论脉，止有二十四种，无长短二脉，《脉诀》歌脉，亦有二十四种，增长短而去数散，皆非也。《素》《难》、仲景论脉，只别阴阳，初无定数，如《素问》之鼓搏、喘横，仲景之慄平、荣章、纲损、纵横、逆顺之类是也。后世脉之精微失传，无所依准，因立名而为之归著耳。今之学者，按图索骥，犹若望洋，而况举其全旨乎？此草庐公说独得要领也。

男女脉位

齐褚澄曰：男子阳顺，自下生上，故右尺为受命之根，万物从土而出，故右关为脾，生右寸肺，肺生左尺肾，肾生左关肝，肝生左寸心；女子阴逆，自上生下，故左寸为受命之根，万物从土而出，故左关为脾，生左尺肺，肺生右寸肾，肾生右关肝，肝生右尺心。详《褚氏遗书》

华谷储泳曰：《脉诀》以女人尺脉盛弱，与男子相反为背看，夫男女形体绝异，阴阳殊涂，男生而复，女生而仰；男则左旋，女则右转；男主施，女主受；男之至命在肾，处脏腑之极下，女之至命在乳，处脏腑之极上；形气既异，脉行于形气之间，岂略不少异耶？此褚氏之说为有理也。详《祛疑说》

戴起宗曰：《脉诀》因男子左肾右命、女子左命右肾之别，遂言反此背看，而诸家以尺脉盛弱解之，褚氏又以女人心、肺诊于尺。倒装五脏,其谬又甚。不知男女形气精血虽异,而十二经脉所行始终,五脏之定位则一也,安可以女人脉位为反耶?

丹溪朱震亨曰:昔轩辕使伶伦截嶰谷之竹,作黄钟律管,以候天地之节气;使岐伯取气口,作脉法,以候人之动气。故黄钟之数九分,气口之数亦九分,律管具而寸之数始形。故脉之动也,阳得九分,阴得一寸,吻合于黄钟。天不足西北,阳南而阴北,故男子寸盛而尺弱,肖乎天也;地不满东南,阳北而阴南,故女子尺盛而寸弱,肖乎地也。黄钟者,气之先兆,故能测天地之节候;气口者,脉之要会,故能知人命之死生。世之俗医,诵高阳生之妄作,欲以治病,其不杀人也几希。

龙丘叶氏曰:脉者天地之元性,故男女尺寸盛弱,肖乎天地,越人以为男生于寅、女生于申,三阳从天生,三阴从地长,谬之甚也。独丹溪推本律法,混合天地人而辟之，使千载之误，一旦昭然，岂不韪哉！

脏腑部位

绍兴王宗正曰：诊脉之法，当从心肺俱浮、肝肾俱沉、脾在中州之说，王叔和独守寸关尺分部位，以测五脏六腑之脉者，非也。

慈溪赵继宗曰：《脉诀》言左心小肠肝胆肾，右肺大肠脾胃命者，非也。心肺居上，为阳为浮；肝肾居下，为阴为沉，脾居中州，半阴半阳、半浮半沉。当以左寸为心，右寸为肺，左尺为肝，右尺为肾，两关为脾。关者，阴阳之界限，前取阳三分，后取阴三分。所谓土居金、木、水、火之中，寄旺于四时，不独右关为脾也。肝既为阴，岂宜在半阴半阳、半浮半沉之左关耶？命门即是肾，不宜以右尺为诊。详《儒医精要》

吴草庐曰：医者于寸关尺，辄名之曰：

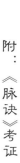

此心脉，此肺脉，此肝脉，此脾脉，此肾脉者，非也。五脏六腑凡十二经，两手寸关尺者，手太阴肺经之一脉也。分其部位，以候他脏之气耳。脉行始于肺，终于肝，而复会于肺，肺为气所出之门户，故名曰气口，而为脉之大会，以占一身焉。详《文集》

李时珍曰：两手六部，皆肺之经脉也，特取此以候五脏六腑之气耳，非五脏六腑所居之处也。凡诊察，皆以肺、心、脾、肝、肾各候一动，五十动不止者，五脏皆足，内有一止，则知一脏之脉不至。据此推之，则以肺经一脉，候五脏六腑之气者，可以心解矣。褚、储、赵氏不知脉随五脏之气行于经隧之间，欲以男女脏腑颠倒部位，执泥不通。戴同父言：褚氏倒装五脏，丹溪别男女尺寸，草庐明三部皆肺，三说皆有真见，学者所当宗师。若夫赵氏所云，盖本于宋人王宗正《难经图解》，岂知脉分两手，出于《素问·脉要精微论》，而越人推明关脉，及一脉十变于《难经》，非始

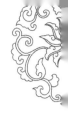

于叔和也。若如其说，则一脉十变，何从推之？可谓凿而任矣。命门即肾之说，乃越人之误也，予尝著《命门考》《命门三焦客难》二说，凡二千余言云。

声　明

　　由于年代久远，在本书的重印过程中，部分点校及审读者未能及时联系到，在此深表歉意。敬请本书的相关点校及审读者在看到本声明后，及时与我社取得联系，我们将按照国家有关规定支付稿酬。

天津科学技术出版社有限公司